心理・精神領域の理学療法
はじめの一歩

編著　奈良　勲・富樫誠二・仙波浩幸・山本大誠

Physical Therapy for Psychological and Psychiatric Disorders
―Primary Approach―

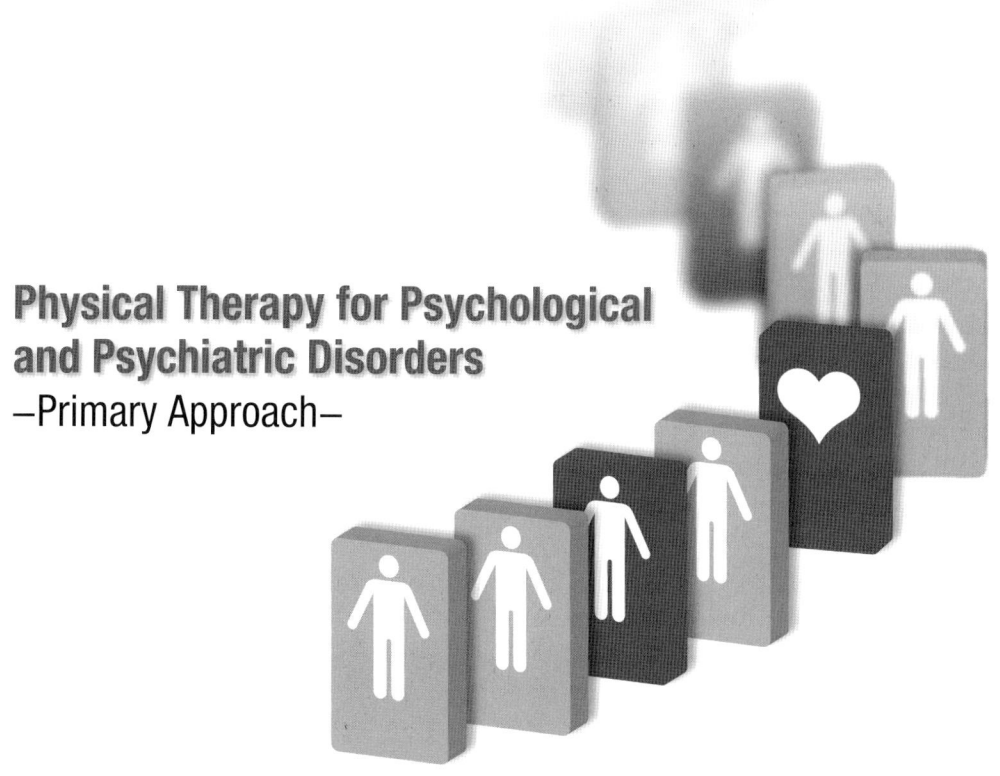

医歯薬出版株式会社

● 執筆者一覧（執筆順）

【編　集】

奈良　勲（広島大学名誉教授）
富樫誠二（広島都市学園大学健康科学部学部長）
仙波浩幸（日本保健医療大学保健医療学部理学療法学科）
山本大誠（神戸学院大学総合リハビリテーション学部理学療法学科）

石丸茂偉（医療法人おくら会芸西病院医療福祉部）
岡村　仁（広島大学大学院医歯薬保健学研究科）
奈良　勲（前掲）
山本大誠（前掲）
富樫誠二（前掲）
仙波浩幸（前掲）
Liv Helvik Skjærven, PT, MSc（Professor in Physiotherapy, Department of Physiotherapy, Faculty of Health and Social Sciences, Bergen University College, Norway）
Monica Mattsson, RPT, Dr Med（Department of Psychiatry, Umeå University, Sweden）
甲田宗嗣（広島都市学園大学健康科学部リハビリテーション学科理学療法学専攻）
藤田智香子（青森県立保健大学健康科学部理学療法学科）
増田芳之（静岡県立静岡がんセンターリハビリテーション科）
松尾善美（武庫川女子大学健康・スポーツ科学部健康・スポーツ科学科）
八木範彦（甲南女子大学看護リハビリテーション学部）
金谷さとみ（医療法人博愛会菅間記念病院在宅総合ケアセンター）
大久保吏司（神戸学院大学総合リハビリテーション学部理学療法学科）
古川裕之（藤田整形外科・スポーツクリニック）
高橋哲也（順天堂大学保健医療学部開設準備室）
烏山亜紀（にこにこハウス医療福祉センターリハビリテーション科）
上薗紗映（医療法人社団光生会平川病院リハビリテーション科）
玉地雅浩（藍野大学医療保健学部理学療法学科）
加賀野井聖二（医療法人おくら会芸西病院リハビリテーション部）
橋本洋平（医療法人おくら会芸西病院リハビリテーション部）
鏑木智加（元・医療法人おくら会芸西病院リハビリテーション部）
沖田幸治（医療法人河﨑会水間病院リハビリテーションセンター）
小栁武陛（大阪河﨑リハビリテーション大学リハビリテーション学科理学療法学専攻）

This book was originally published in Japanese under the title of:

SHINRI-SEISHIN-RYOUIKI-NO-RIGAKURYOUHOU
(Physical Therapy for Psychological and Psychiatric Disorders –Primary Approach–)

Editors:

NARA, Isao et al
　Honory Professor of Hiroshima University

ⓒ 2013　1st ed.

ISHIYAKU PUBLISHERS, INC.
　7-10, Honkomagome 1 chome, Bunkyo-ku,
　Tokyo 113-8612, Japan

編集の序

　歴史的に観て，理学療法は，主に身体に障がいのある人々を対象に行われてきました．しかし，実際的には身体だけが理学療法の対象であったわけではありません．なぜかといえば，身体の身とはこころを意味し，体はそれを包む殻であると解釈できるからです．つまり，私たちは，便宜上双方の働きを区分して捉えているとしても，システムとしての生体は切り離せるものではないからです．

　市川　浩著『精神としての身体』（講談社）では，身と体の捉え方を呈示し，大和言葉としての視点から「身」は，「こころ＝中身」であると述べています．さらに，一元論から二元論に至っている現在でも，便宜上こころと体を心身と表現していますが，これは心（こころ）身（こころ）となることから，言語学には矛盾しているといえます．ゆえに，身体は体だけを意味するのではなく，こころと体を総体的に表現する言葉であると解釈されます．

　21世紀はこころの時代であるといわれています．病と上手につき合っていく一病息災の時代にあって，つねに慰め，しばしば癒し，時に治すという，こころへの対応はますます重要になりつつあることは確かです．しかし，上記のごとく，これは体を蔑にするという意味ではありません．

　近年，理学療法に対する期待として，体のみを意味する身体に障がいのある人々だけでなく，こころ（精神）に障がいのある人々をも対象にすることの必要性が国内外で認知されつつあります．うつ病，統合失調症，認知症，自閉症，学習障害などに対する運動療法を中心とした理学療法などがその例です．しかし，そのような社会的要請があるにもかかわらず，日本を含む多くの諸国でも精神科領域における理学療法の法制度は確立されていません．さらに，この分野は，まだ学問的に十分に整備されているとはいえず，今後，心理学・精神医学・社会学・倫理学・哲学などの総合的学際領域の研究開発が必要となります．

　ちなみに，2011年に世界理学療法連盟（WCPT）のサブグループに「国際的精神保健の理学療法会（International Organization of Physical Therapy in Mental Health：IOPTMH）」が加えられました．これを支持するために，2010年に日本理学療法士協会内に「精神・心理理学療法研究部門」が設置されました．そのような動向を見据えて，この領域に焦点を当てて発展させるための啓発書として本書を発刊することは，きわめて意義深いことと思われます．

2013年3月

編著者代表　奈良　勲

目　次

編集の序 ……………………………………………………………………………… iii
目　次 ………………………………………………………………………………… iv

1章　総　論

❶ 臨床心理学概説 ……………………………………………………………石丸茂偉●8
　臨床心理学とは／心理学的アセスメント／臨床心理面接／心理的援助における基本的視点

❷ 精神医学概説 ………………………………………………………………岡村　仁●14
　精神障害の成因／精神機能とその障害／主な精神疾患とその特徴

❸ 心理・精神領域における理学療法の必要性と可能性 …………奈良　勲・山本大誠●18
　人間の全体像をいかに捉えるのか／理学療法の定義の再考／なぜ，心理・精神領域の理学療法なのか？／身体運動が人間の心身に及ぼす影響／精神障がい者スポーツの推進

❹ 心理学的理学療法の捉え方 ………………………………………………富樫誠二●23
　こころとからだへのアプローチ／人間へのまなざし／神経科学（脳科学）や心理学の知見の活用／疾病の病期やライフサイクルに応じた心理的アプローチ／理学療法としてのコミュニケーションスキルを磨く／臨床でのコミュニケーションスキル

❺ 精神科領域における理学療法の捉え方 …………………………………仙波浩幸●30
　精神科における理学療法の現状／精神科における理学療法の対象者／身体障害・精神障害の捉え方（評価）

❻ 北欧におけるメンタルヘルスケア対象者への理学療法の動向
　………………………………Liv Helvik Skjærven・Monica Mattsson（翻訳：山本大誠・奈良　勲）●36
　メンタルヘルスケア対象者への理学療法／北欧諸国におけるメンタルヘルスケア対象者への理学療法の歴史／メンタルヘルスケア対象者への主な理学療法プログラム／メンタルヘルスケアにおける理学療法の研究とエビデンス／理学療法学教育課程におけるメンタルヘルスケア／メンタルヘルスの理学療法専門職確立の展望

2章 心理・精神領域の理学療法における基礎理論

❶ 感情が理学療法に及ぼす影響 ……………………………………………………富樫誠二 48
感情と理学療法／転移・逆転移という感情／感情労働と理学療法

❷ 理学療法介入に際した痛みの心理学的捉え方と対応 ……………………甲田宗嗣 51
痛みの心理学的捉え方／痛みと苦悩を聞き出す会話テクニック／認知行動療法を用いた痛みの評価／認知行動療法に基づく行動介入

3章 領域別の心理・精神的対応

❶ 脳卒中患者の理学療法における心理・精神的対応 ………………………藤田智香子 58
脳卒中による障害の特性と心理面の概要／時期別の対応例／脳卒中後うつ病および希死念慮・自殺念慮

❷ がん患者の理学療法における心理・精神的対応 …………………………増田芳之 63
がん治療と症状の理解について／理学療法介入に際するポイント／緩和ケアに関わる

❸ 神経難病患者の理学療法における心理・精神的対応 ……………………松尾善美 68
生命予後と心理・精神的対応／神経難病に対する理学療法／パーキンソン病患者への対応

❹ 関節リウマチ患者の理学療法における心理・精神的対応 ………………八木範彦 75
RA 患者の心理・精神的症状／RA 患者と抑うつ症状／RA に対する理学療法における心理・精神的対応

❺ 在宅生活者の理学療法における心理・精神的対応 ………………………金谷さとみ 80
在宅生活者の心理・精神状況／在宅生活者の理学療法における心理・精神的対応／理学療法士の関わり

❻ 運動器・スポーツ領域の理学療法における心理・精神的対応
………………………………………………………………………………大久保吏司・古川裕之 85
運動器疾患に対する理学療法における心理・精神的対応／スポーツ疾患に対する理学療法における心理・精神的対応

❼ 内部障害領域の理学療法における心理・精神的対応 ……………………高橋哲也 90
心疾患に対する理学療法における心理・精神的対応／呼吸器疾患に対する理学療法における心理・精神的対応

⑧ 小児の理学療法における心理・精神的対応 ·· 烏山亜紀● 97
　心理・精神的対応に必要な要素／障害による心理的特性／小児の理学療法における心理・精神的対応

⑨ 認知症のある対象者の理学療法における心理・精神的対応 ···················· 上薗紗映● 102
　認知症とは／認知症のある対象者にみられる理学療法・リハビリテーションの阻害因子／認知症のある対象者への理学療法

⑩ 器質性精神障害の理学療法における心理・精神的対応 ···························· 玉地雅浩● 107
　器質性精神障害とは／器質性精神障害の精神症状／高次脳機能障害の症状と対処法／高次脳機能障害のある対象者とその家族に接する際に考慮すべきこと／パーキンソン病による精神症状／パーキンソン病患者への理学療法介入時の留意点

⑪ 精神疾患患者の生活習慣に関する理学療法 ·· 山本大誠● 113
　生活習慣病／生活習慣と精神疾患／メタボリックシンドローム（内臓脂肪症候群）／ストレスと生活習慣病／精神疾患患者の生活習慣と理学療法

4章 症例編

① 統合失調症 ·· 加賀野井聖二● 124
　統合失調症の概要／症例紹介／症例からみる重要なポイント

② うつ病 ·· 橋本洋平・鏑木智加● 131
　うつ病とはどのような病気なのか？／うつ病患者への対応のポイント—症例—

③ 摂食の異常 ·· 沖田幸治・小枩武陛● 135
　症例①異食：水中毒から熱湯を飲んだ例／症例②妄想に支配され拒食と過食を繰り返した例／症例③拒否と拒食を繰り返し全身性の廃用症候群を招いた例

5章 課題と展望

① 心理領域における理学療法の課題と展望 ··· 富樫誠二● 142
　心理領域の理学療法について／心理領域の理学療法の現状と課題／心理領域の理学療法の展望

② 精神科領域における理学療法の課題と展望 ··· 仙波浩幸● 146
　精神科領域において質の高い「理学療法」を実践できること／精神科領域における「身体精神健康増進理学療法」の展開／精神科理学療法に関するネットワークを築き理学療法ガイドラインを確立すること／精神科領域の医療専門職としての役割を果たす／精神科理学療法の研修，キャリアアップ体制の確立

　索　引 ·· 150

1章

総論

1. 臨床心理学概説
2. 精神医学概説
3. 心理・精神領域における理学療法の必要性と可能性
4. 心理学的理学療法の捉え方
5. 精神科領域における理学療法の捉え方
6. 北欧におけるメンタルヘルスケア対象者への理学療法の動向

1章　総論

1 臨床心理学概説

臨床心理学とは

　いじめ問題の深刻化や不登校増加の背景から，1995年より学校現場にスクールカウンセラーが試験的に導入されたこと，阪神・淡路大震災における心理援助活動が評価されたことなどにより，臨床心理学が専門活動として社会的に注目される契機となった．近年では，災害だけでなく犯罪や虐待などの被害者支援，高齢者やHIV感染者への心理的援助，子育て支援などの様々な社会領域における対象者に臨床心理学に基づいた支援が求められている．

　筆者は，理学療法・リハビリテーションは身体機能を改善させるアプローチと位置づけているが，対象が人である以上，アプローチの仕方は異なれど相手の心を大切にすることを出発点とする臨床心理学の視点をもつことは，理学療法の実践において重要と考えられる．

　脊髄損傷などの対麻痺あるいは四肢麻痺や，脳卒中による片麻痺，人生の途中で疾病や事故などにより突然背負った障害は，対象者に怒りや抑うつ状態などの心理的な変化を引き起こす．加えて，「大丈夫，また元の身体に戻るよ」と自分に起こった現実から目を背けるなど否認が強く直面化を避ける人，「手が使えなくても特に問題ない」と楽観的に構える人，「この障害は以前のように歩くことが難しいみたいですね」とまるで他人事のように語り，知性化して障害を受け止めようとする人など，一見理解しにくい様々な反応がみられる場合もある．

　防衛機制（不安や苦痛などから自分を守るための無意識的な心の働き）の概念からこれらの心理的な反応を理解することができるが，現実逃避であれ，怒りの表現であれ，その人の気持ちを支持し心理的な安全，安心感を保障することが，障害の受容，適応へとつながる．臨床心理学は，理学療法士が広い意味での人間理解を深める一助になると考えられる．

　臨床心理学とは，操作的に定義すれば「心理的に不適応な面や問題行動をもつ人を，より健康な方向に導くことを目的として，心理学および関連諸科学の知見と方法を用いて専門的援助を行う応用心理学の一分野である」[1]といえる．したがって，臨床心理学においては，対象となる心理的問題について何らかの判断を行い，それに基づいて問題解決の援助に向けた介入方法を検討し，実際に介入していくという活動が基本となる．

　本書の趣旨を踏まえて，本稿では，臨床心理学の主たる専門領域の中から「心理学的アセスメント」，「臨床心理面接」に関して概要を述べた後，臨床場面で心理的援助を行う際の"聴くことの意味"について概説する．

心理学的アセスメント

　人の心を理解することは大変に難しく，発達面，認知面，心理社会的側面に関する問題は，先天的，後天的を問わず，本人や周囲の者にとって「見えにくい」，「わかりにくい」問題といえる．そのような問題に対して心理学的アセスメント（psychological assessment）が行われる．

　アセスメントとは，評価・査定という意味であり，後述する心理療法など種々の臨床心理学的援助の過程において，対象となる個人または集団に

ついて理解するために，面接や行動観察，心理検査などの技法を用いて系統的に情報収集を行っていく作業である．個々の対象において，解決すべき問題を明らかにし，それに適した援助方法を見出すことがアセスメントを行う目的としてあげられる．したがって，問題点や逸脱行動の発見のみにこだわらず，行動特性や性格特徴をその人らしさと捉え，発達・変化の可能性を探求することが重要といえる．以下にその概要を述べる．

1. 面接法

面接法とは，対話を通して情報を得る方法である．質問とそれに対する応答は比較的自由な場合と，あらかじめ決められた特定の質問に従って行う構造化されたものがある．また，面接法では，どのような話題の時にどのような行動（例えば視線や姿勢，微笑み，うなずきなど）が現れたかという非言語的な情報を得ることもできる．

2. 観察法

観察法とは，被観察者が自然に，あるいは自然に近い状況の中で行動しているところを観察することにより情報を得る方法である．観察法は言語を必要とする面接法や心理検査とは異なり，対象者の行動を観察対象とするため，乳幼児など言語表現力が十分でない者も対象とすることができる．

この方法には自然観察法と実験観察法とがあり，前者は観察する対象の日常のありのままの行動を観察する方法で，引っ込み思案な子どもの教室の中での様子を観察する方法などが一例としてあげられる．一方，後者は観察すべき行動が現れやすい場面や，一定の時間設定など対象に対して何らかの条件を加えて，その中で症状や問題行動の程度を観察する方法である．例えば，多動傾向のある子どもに対して，他の子どもとの遊び場面で遊具の種類や部屋の広さなどを設定して，どの条件の時にどの程度気が散るか，あるいは集中できるかなど，条件と行動の因果関係を観察する方法である．

行動観察においては，対象者に何をどの方法でどのような目的で観察するのかという視点を明確にする必要がある．

3. 心理検査

心理検査とは，対象者のパーソナリティ傾向や認知機能，行動パターンなどを理解する目的で実施する検査である．手がかりを得るツールとして用いられる心理検査は，妥当性，信頼性など統計的な手続きに基づいて標準化されたものである．臨床現場では通常，複数の心理検査を組み合わせたテストバッテリーが用いられ，多面的かつ総合的なアセスメントを行う．以下にその概要を述べる．

❶ 知能検査
●ビネー（Binet）式知能検査
ビネー式知能検査とは，「実際的個別的知能測定法（鈴木ビネー）」，「田中ビネー知能検査（田中ビネー）」などをさし，現在使用されている代表的なものはスタンフォード・ビネー知能検査1937年版を基にして標準化されたものである．採点は，生活年齢（Chronologence Age：CA）を算出し，解答から知能年齢（Mental Age：MA）を求めて知能指数（Intelligence Quotient：IQ）を算出する．本検査は一般的な知能水準の測定を目的とする．
●ウェクスラー（Wechsler）式知能検査
ウェクスラー式知能検査とは，知能は単一の因子で構成されるものではなく，多数の因子から構成されるという多因子説の流れをくむ知能検査である．1939年，アメリカのウェクスラー（Wechsler, D.）によって，知能を細やかに診断することを目的としてウェクスラー・ベルビュー知能尺度が作成された．児童用としてのウェクスラー児童用知能検査（Wechsler Intelligence Scale for Children：WISC），成人用としてのウェクスラー成人用知能検査（Wechsler Adult Intelli-

gence Scale：WAIS），幼児用としてのウェクスラー幼児用知能検査（Wechsler Preschool and Primary Scale of Intelligence：WPPSI）が順に開発され，一連のウェクスラー検査が確立し，その後もこれら3種類の検査は時代の要請に合わせて改訂されている．

ウェクスラー式知能検査の特徴は，言語性検査と動作性検査が二分して構成されていることである．検査結果は言語性，動作性，全検査の3種類のIQ（知能指数）で示される．現在使われているWAIS-IIIでは，上記IQに加えて4種類の群因子，すなわち「言語理解」，「知覚統合」，「作動記憶」，「処理速度」という認知能力が導入され，群指数間のばらつきなどから学習障害や注意欠陥多動性障害（Attention Deficit Hyperactivity Disorder：ADHD），その他の認知障害を診断する上での補助的資料として特に有効であるとされる[2]など，臨床心理の現場で最も利用される検査法である．

❷ 性格検査
●質問紙法

質問紙法とは，いくつかの質問項目に対して，被験者が自分自身について当てはまるかどうかを「はい」，「いいえ」，「どちらでもない」など自己評価することにより，性格を測定するものである．矢田部ギルフォード性格検査（Yatabe-Guilford personality inventory：Y-G性格検査），東大式エゴグラム（Tokyo University Egogram：TEG），ミネソタ多面式人格目録検査（Minnesota Multiphasic Personality Inventory：MMPI）などが主なものとしてあげられる．個人でも集団としても活用できるなど実施が容易で，かつ比較的短時間に結果を得ることができる，客観的な採点方法により検査者の偏見や先入観が入らず，特別な指導を受けなくても採点ができるといった長所がある．

一方，例えば内気で控えめな人が「人前で気おくれせずに誰とでも話ができますか？」という質問に対して「はい」と答えるなど，明るく活発な性格な「ふりをする」ことが可能であるように，特に就職面接などの場面では「社会的好ましさ」の影響を受けやすい側面がある．このように，意識的・無意識的な回答歪曲の問題や，個人の人格に関する深層レベルでの情報は得られないことが質問紙法の短所としてあげられる．

●投影法

投影法とは，人間が意識していない人格の深層部分にある無意識の世界を投影により顕在化しようとする検査である．具体的には，新奇で構造化されていない多義的であいまいな刺激状況を被験者に提供し，自由度の高い反応を求めることによって被験者の内的な世界が外に明かされるという方法である．例えば，空に浮かぶ雲を眺めた時，見る人によって「人の顔」に見えたり，「ソフトクリーム」など食べ物に見えたりと，異なる見え方や感じ方をする．あいまいな刺激に対する反応の仕方には，その人の無意識的な習慣や防衛のあり方が反映されることが多く，上記のような反応を手掛かりにして思考様式や感情面，自己認知といったパーソナリティ構造を捉えていくものである．投影法は先の質問紙法のように警戒心から表れる反応の意図的歪曲などが起こりにくい点が特徴としてあげられるが，施行法，結果の整理や解釈などにおいて習熟度が求められる．投影法の代表的なものとして，ロールシャッハ・テスト，主題統覚検査（Thematic Apperception Test：TAT），文章完成法（Sentence Completion Test：SCT），絵画欲求不満テスト（Picture-Frustration Study：P-Fスタディ），描画検査（バウムテスト，人物画テスト，風景構成法など）があげられる．

●作業検査法

作業検査法とは，ある一定の時間，簡単な作業をさせることにより，その結果から性格や行動特性を測定しようとするものである．代表的なものでは内田クレペリン精神作業検査があげられ，これは，一桁数字の連続加算作業を通じての作業時のパフォーマンスの揺れや正確性などから性格特徴や仕事ぶりを測定するものである．

●その他の検査

その他の検査として，認知症のスクリーニングテスト，発達検査，症状・気分の測定検査，神経心理学的検査などが臨床場面で使われることの多い心理検査としてあげられる．

4. アセスメントと診断の違い

　心理的問題についてのアセスメントを行う際,対象者に何らかの精神障害があるというように,心理的問題は精神病理と重なることも多い.その場合には心理学的アセスメントと精神医学的診断が混合されることがある.しかし,「臨床心理学の専門性の基本理念となるのは,医学的治療ではなく,心理学的援助である」[3]と述べられているように,病理を特定して疾病の診断(diagnosis)を行う精神医学に対して,臨床心理学は病理を含むパーソナリティ全体についてのアセスメントを行うものとして異なる特徴をもっている.したがって,臨床心理学では人間の心理的特性を幅広く評価するという点で,客観的なもの以外でもアセスメントするということが,精神医学的な立場との違いとしてあげられる.

臨床心理面接

　臨床心理面接は,何らかの症状や悩み,あるいは心理的な問題をもつクライエント(心理面接を受ける者は「クライエント」,「患者」,「来談者」などと呼ばれるが,ここではその名称をクライエントに統一する)に対して,言語的ないしは非言語的なコミュニケーションを通して心理的葛藤を解決したり,不安を除去したり,問題となる行動や思考パターンの修正を行うことを目指していくことで,人格的な成長を援助するアプローチである.対象が個人であるものは個人心理療法,家族である場合は家族療法,集団である場合は集団心理療法とそれぞれよぶ.この章では個人心理療法について取り上げる.

1. 個人心理療法

　今日,心理療法とよばれる立場や種類は多数存在し,その理論・技法も様々である.フロイト(Freud, S.)の提唱したクライエントの心の内面を深く洞察する精神分析的心理療法,ロジャーズ(Rogers, C.R.)による,悩みを聞き受容することで自己実現を果たすことを援助する来談者中心療法,ウォルピ(Wolpe, J.),アイゼンク(Eysenck, H.J.)らによる不適応行動の修正を目標とする行動療法などが代表的な学派としてあげられる.以下,それぞれの概要について述べる.

❶ 精神分析的心理療法

　精神分析的心理療法は,心理的問題を無意識の感情に翻弄されている状態として捉えた点に特徴がある.したがって,アプローチの仕方としては「無意識の意識化」が第一にあげられる.精神分析の治療論に基づき,自然に頭に思い浮かぶものをそのままに言葉にするという自由連想的にクライエントが話を進めていくことを前提とし,防衛機制や転移の解釈を通して無意識の自己理解を深めていくことで,心理的問題の解決を図る技法である.つまり,思い出さないようにと心の奥底に閉じ込めていたもの,切り捨てていた苦痛・怒り・不安などの受け入れがたい様々な感情を,クライエントが自由に自分を語っていく中でもう一度心の中に取り戻していくのである.こうした言語を媒体にした対話により,過去の重要な人物との関係の中で形成されたクライエント自身の性格傾向や対人パターンなどが,面接者に投影される.言語的介入によって,クライエント自身が意識していない部分の自分についての気づきを得て,再理解していくことを目的とするアプローチである.

❷ 来談者中心療法

　来談者中心療法とは,いわゆる「カウンセリング」のことであり,人間は本来誰でも豊かに成長する資質が内在するという考えが,この心理療法の中核的な部分を成し,クライエントのもつ「自己治癒力」を重視する点が特徴とされる.したがって,面接場面においてクライエントの自己実現へ向かう力を最大限に発揮させるために,面接者が取るべき3つの基本的態度,すなわち①共感的理解(クライエントの体験や情動をあたかも自分のことのように感じること),②無条件の積極的関

心（評価的態度を抜きにしてクライエントの立場を尊重すること），③純粋性（カウンセラーの内的な自己の体験と自己表出との間にずれがないこと）が重要とされる．この基本的態度は，心理療法を進めていく上での面接者の基本的な姿勢として学派を超えて受け入れられている．

❸ 行動療法

行動療法とは，パブロフ（Pavlov, I.P）の古典的条件づけやスキナー（Skinner, B.F）のオペラント条件づけ，バンデューラー（Bandura, A）によるモデリングなどの学習理論に基づいた，客観的にみられる人間の行動に焦点を当てた心理療法である．この療法は，人間の行動は経験や練習によって習得されたものであるという考えのもと，不適切な行動や問題行動に対して新たに適切な行動を学習させることにより，行動を修正ないし変容させる方法である．系統的脱感作法や応用行動分析などの技法が代表的である．また，行動療法に，ものの見方や考え方といった人間の認知が行動に影響を及ぼすという内的プロセスに目を向けるといった認知的アプローチを取り込むことで，より効果的に行動を変容させようとする認知行動療法は，うつ病やパニック障害，統合失調症などへのアプローチとして近年では広く用いられている．

心理的援助における基本的視点

臨床心理学の実践では，特に言語を介した相互作用が重要な意味をもち（抵抗，内省，場の共有といった「沈黙」も非言語的表現として重要な意味をもつ），そのプロセスが心理的な問題への自己理解や，主体的に自己の問題に関わって変えていこうとする動機づけにつながると考えられる．ただし，心の内面に変化が表れるには，対象者の周りでじっくりと関わって支えてくれる者がいて，対象者との関係の中で変わるというように時間を要するものである．そのためには，いろいろと追及したり，対象者の考えをすぐに修正しようとせずに，まず話をよく聴くことが臨床心理学の実践においての基本的な姿勢といえる．しかし，"聴くだけ"という作業は簡単そうで案外難しいものである．まず聴く側に時間や気持ちの余裕がなければ，早急に答えや結論を出してしまう可能性がある．また，相手の話が多様に拡がり，その内容が時として矛盾を含んでいるように感じられる言葉に対しては，聴き手の中で収まりにくく指摘したくなることもある．

聴く際には，「相手の立場に立つとか，その人自身の真実というものを大切にする」[4]ことに尽きると考えられる．つまり，クライエントの内的体験を大切にするということである．例えば，入院患者の一人からいつも笑顔で訪室する主治医やリハビリテーションスタッフに対して「私の担当の先生は冷たい」という話を臨床心理担当など他のスタッフが聞いた時に，その先生が実際に冷たく接したのかどうかということよりも，このクライエントには先生が冷たく感じられたということを大切に受け取りながら聴くということである．このように事実と相反するように感じられる話にしても，"それはそれ"，"これはこれ"と分けて考えていく方が，その人の心的現実として何が起きているのかを捉えていくために良いこともあり，クライエントの感情体験を豊かにし，内面の動きに気づいていくなど自己理解が進んでいくと考えられる．

もう一つ，聴き方について重要な視点をあげると，精神科領域の対象者とのコミュニケーションでは，妄想で固められた理解し難い内容が語られることも多い点である．これに関しては，心理療法における基本的な留意点の中であげられている「クライエントのパーソナリティの中の，精神病に巻き込まれていない健全な部分に注目すること」や「妄想に関して言えば，不全な堂々巡りを避けること」[5]などが参考となる．つまり，妄想内容についてその事実確認をしていくのではなく，そういった言動の中に本人が感じたことや伝えたいことなどが描写されていることに着目しながら，病的体験による苦悩や不安といったクライエントの情緒に狙いを絞っていく姿勢をとることが相手の言動の意味を確認し，理解していくこと

につながるのである．

　人に理解されるという体験の積み重ねは，その人を支えていくエネルギーになる．そのためにも聴き手は，理解したことを言語化し支持するなど，何よりも相手の自尊感情を支えていくことが臨床心理学の最も重要な視点といえる．

引用・参考文献

1) 田中富士夫（編）：臨床心理学概説．pp11-14，北樹出版，1988．
2) 藤田和弘・他：日本版 WAIS-Ⅲの解釈事例と臨床研究．pp3-5，日本文化科学社，2011．
3) 下山晴彦（編）：よくわかる臨床心理学　改訂新版．pp2-5，ミネルヴァ書房，2011．
4) 馬場禮子：精神分析的心理療法の実践－クライエントに出会う前に－．pp6-9，岩崎学術出版社，2005．
5) 鑪幹八郎・名島潤慈（編）：新版心理臨床家の手引き．pp187-190，誠信書房，2005．
6) 上里一郎（監修）：心理アセスメントハンドブック．pp129-142，西村書店，1996．
7) 下山晴彦（編）：よくわかる臨床心理学　改訂新版．pp40-41，46-59，142-157，ミネルヴァ書房，2011．

〔石丸茂偉〕

1章 総論

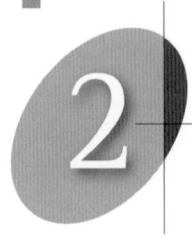

精神医学概説

　従来から理学療法は精神科領域においても実践され，一定の成果が上げられてきたが，精神障害に興味を示す理学療法士は決して多いとは言えず，理学療法の中での精神科領域の位置づけは高いものではなかった．しかし，2010年に日本理学療法士協会内に「心理・精神領域理学療法研究部門」が設置され，2011年には世界理学療法連盟のサブグループに「精神保健領域の理学療法（IOPTMH）」が設立されるなど，理学療法分野においても精神科領域への関心が少しずつ高まってきているといえる．同時に，精神科領域に限らずすべての領域において，理学療法を実施する際には患者の心理・精神面に配慮することの重要性が述べられるようになり，理学療法士に対しても患者の心理・精神面への理解が要求されるようになってきている．

　しかし，これまであまり馴染みのなかった精神症状あるいは精神障害を理解するのは，決して容易ではないと思われる．本稿では「精神医学概説」として，まず精神医学の基礎となる精神障害の成因，および人の基本的な精神機能とその障害について述べる．次いで，代表的な精神障害として統合失調症，うつ病，認知症の3つを取り上げ，それぞれの特徴について概説する．

精神障害の成因

　精神障害の発症を考える上で提唱されているモデルの1つに，「脆弱性-ストレスモデル」がある．従来から精神障害の成因は，身体的原因と精神的原因とに大きく分けられていた．身体的原因は，さらに，その原因や病態が脳の機能的器質的障害による外因性のものと，原因が十分に明らかにはなっていないものの，遺伝素因やなんらかの身体的基礎の関与が考えられる内因性とに分けられ，一方，精神的原因は心因性ともいわれ，心理的・環境的要因により発症するものとされていた．こうした精神障害の成因別の分類は，臨床的に理解しやすく，長年わが国で用いられてきた．しかし近年，精神障害の発現には，上記の成因が複雑に関与しており，必ずしも明瞭に区分できるものではない．すなわち，ほとんどの精神障害は種々の要素が重なり合って引き起こされるものであり，遺伝と環境的要素の両方がその発症に影響するという，「脆弱性-ストレスモデル」の考え方が受け入れられるようになってきた．

　「脆弱性-ストレスモデル」を提唱したのはZubinら[1]で，Zubinらは統合失調症が誰にでも等しく起こりうる事態ではなく，個体により脆弱性の違いがあり，その個人差ごとに十分な強度のストレスが加わって発病すると考えた．「脆弱性」とは，個体に備わっている罹患しやすさ，あるいは発病準備性のことで，19世紀からすでにその記述は認められていた．しかし，それまでクレペリン主義（統合失調症とは明らかな外的誘因なしに発病する疾患である）が支配的であった統合失調症の疾患論において，脆弱性を病態論の中核に位置づけた点で，Zubinらは20世紀後半を代表する仮説の生みの親ともいわれている．このモデルによると，遺伝や脳の構造，脳内物質などの身体的要素は確かに精神障害を発症させる上で関連があるが，それはただ「脆弱性」，すなわち「より発症させやすい性質」をつくりあげるだけで，それのみで精神障害を発症させることはほとんどないと考える．したがって，最初は統合失調症の

発症に関するモデルとして提唱されたが，現在ではほとんどの精神障害の発症についてこのモデルが適用されるようになっている．

例えば，躁うつ病は遺伝的要素が高く，遺伝率は89％という報告がある[2]．しかし，もし躁うつ病の原因が遺伝（素因）のみだとすると，一卵性双生児での一致率は100％になるはずだが，実際はそうではない．つまり，躁うつ病を引き起こしやすいという性質はもっていても，必ず発症するわけではなく，そこに環境的な要素が関与していると考えられている．逆に，環境的要素が強い精神障害として，外傷後ストレス障害（Post Traumatic Stress Disorder：PTSD）がある．これは，著しく脅威的な，あるいは破局的な性質をもった，ストレスの多い出来事あるいは状況に対する反応として生じるものであるが，同じ出来事を体験したからといって，すべての人がPTSDを発症するわけではない．そこには個人の素因，すなわち脆弱性が関与してくることになる．

現在では，脆弱性因子とストレス因子について，それぞれを増悪させる因子と改善させる因子についての研究が進められており，それに基づいて適切な治療選択を行うことが求められている．

精神機能とその障害

精神症状を捉えるためには，まず人の精神機能を理解しておくことが重要である．図に示すように，まず身体的な要因がないかどうかを判断した上で，人の精神機能の基本となる意識の状態を把握し，次いでその上に成り立っている7つの機能を評価していく．精神症状は，それぞれの精神機能の障害，あるいはいくつかの精神機能が組み合わさった機能の障害と捉えることができる．図には，各精神機能が障害されて生じる精神症状を記載している．ここでは，それぞれの症状の説明は割愛するが，詳細については成書を参照されたい．ただし，ここに記載されている中で，意識の変容の代表的な症状であるせん妄については，臨床的によく経験する症状であることから簡単に触れておきたい．

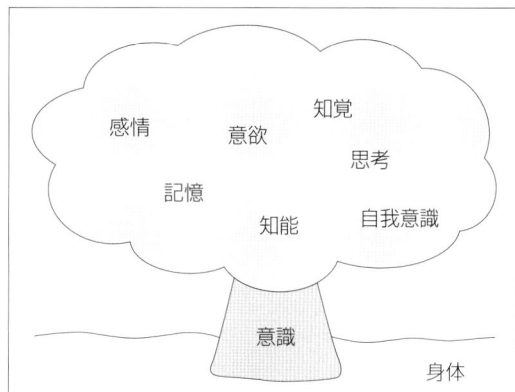

・意識の障害：意識混濁，意識変容―せん妄
・知能の障害：精神発達遅滞（知的障害），認知症
・記憶の障害：記銘障害，保持障害，再生障害
・感情の障害：気分の障害―不安，抑うつ，爽快，多幸
　　　　　　　感情調節障害―易刺激性，感情（情動）失禁，感情鈍麻，両価性
・意欲の障害：精神運動興奮，精神運動抑制（制止）
・知覚の障害：錯覚，幻覚―幻聴，幻視，幻臭，幻味，幻触，体感幻覚
・思考の障害：思考過程の障害―連合弛緩，思考途絶，思考抑制，観念奔逸，迂遠
　　　　　　　思考内容の障害―妄想：一次妄想，二次妄想
　　　　　　　思考体験様式の障害―作為思考
・自我意識の障害：離人体験，作為体験

図　人の基本的な精神機能とその障害

せん妄は器質性精神疾患であり，軽度の意識混濁に精神運動興奮，錯覚や幻覚などの認知障害を伴う「意識」の障害である．意識が障害されることから，図に示す意識以外の7つの精神機能はすべて障害されることになるため，多彩な精神症状が出現する．せん妄の典型例では，比較的急性に症状が出現し，症状の日内変動（特に夜間に症状が増悪），注意の集中・維持が困難であることが特徴的である．治療に協力的ではない，拒否的であるといった依頼内容で精神科にしばしば相談されることもある．診断に際してはこうした症状とともに，見当識，計算力などの高次認知機能を評価することが重要である．

主な精神疾患とその特徴

1. 統合失調症

　統合失調症の診断は，米国精神医学会による精神障害診断統計マニュアル（DSM-IV-TR）[3]やWHOによる国際疾病分類（ICD-10）[4]によるが，臨床的にはその特有な症状で判断することが多い．症状の中心となるのは，前項で述べた精神機能の障害にあてはめると，思考の障害である．

　統合失調症に特徴的な思考障害として，連合弛緩（思考のテーマが次々と脈絡なく飛躍し，連想に緩みが生じて話にまとまりがなくなる），思考途絶（思考の進行が突然中断されて，話をしていて急に止まってしまう），妄想の中でも一次妄想（確信している内容が了解不可能），作為思考（他者によって考えさせられているという思考体験）などがあげられる．こうした思考障害以外にも，幻聴，作為体験（自分が考えたり行動しているのではなく，誰かの意思によって行動させられているという体験）などがよくみられる．また，プレコックス感といい，表情の硬さ，冷たさ，態度のぎこちなさ，感情疎通性のなさなど，直感的に把握される言葉では表現し難い印象を受ける場合がある．

　一方，こうした明らかな病的体験に対し，特に慢性期では意欲や自発性の低下，引きこもり，感情の平板化などが顕著になってくる．こうした症状を陰性症状とよび，陰性症状を有し社会生活場面で制限を受けている患者が，主としてリハビリテーションの対象となることが多い．

2. うつ病

　うつ病には，気持ちの落ち込み，憂うつな気分など抑うつ気分とよばれる症状とともに，どうもやる気が出ない，あれこれ考えるものの考えがまとまらないなどの特徴的な精神症状がみられる．また，多くの患者で不眠，食欲低下，倦怠感といっ

表　うつ病の診断基準

① 抑うつ気分：気分が沈むあるいはすぐれない日が毎日のように続く．
② 意欲・興味の低下：今まで普通にできていたことがおっくうで，やる気が出ない．
③ 自責感：周囲の人に迷惑をかけているのではないかと悩む．
④ 焦燥感または制止：イライラして落ち着かない．考えが前に進まない．
⑤ 倦怠感：いつも疲れを感じている．疲れやすい．
⑥ 集中力低下・決断困難：集中力が続かない．決断ができなくなる．
⑦ 食欲低下：食欲がない．食べてもおいしくない．
⑧ 不眠：寝付けない．途中で目が覚めて眠れない．朝早くに目が覚める．
⑨ 自殺念慮：生きていても仕方がないと考える．

た身体症状がみられる．うつ病は，脳の中の神経の伝達がうまくいかなくなるなどの機能の異常によって起こる病気であり，「気の持ちよう」や「心の弱さ」などで起こるものではないことをしっかりと把握することが重要といえる．さらに，きちんと医師の診察を受け，適切な治療を受ければ治すことができる病気である反面，そのまま放置してしまうと徐々に悪化していき，最終的に自殺に至るという怖い病気でもある．

　表は，DSM-IV-TRに基づくうつ病の診断基準を示している．表の症状のうち，①抑うつ気分，または②意欲・興味の低下のいずれかを含んだ上で（必須項目），全9項目中5項目以上を満たし，それらが同時に2週間以上続いている場合にうつ病と診断される．診断にあたって注意しなければならないのは，表の⑥から⑨までの症状は，日常的によくみられる身体症状であるという点である．そのため，それがたとえうつ病による症状であっても，こうした症状は見逃されやすく，うつ病の評価を難しくしているといえる．

3. 認知症

　認知症は脳疾患による症候群であり，注意，記憶，思考，見当識，理解，判断，計算などを含む多数の高次皮質機能障害（認知機能障害）を示す．こうした認知機能の低下を中心とする症状を中核

症状あるいは基本症状という．これに加え，ケアを難渋させ，認知症患者自身や家族のQOL（Quality Of Life）を低下させているものに，暴言，介護拒絶，徘徊，放尿・放便や不安，被害妄想，抑うつなどの行動障害や心理症状があり，これらは周辺症状あるいは辺縁症状，近年ではBehavioral and Psychological Symptoms of Dementia（BPSD）とよばれる[5]．BPSDが出現する機序は，認知機能障害が原因で起こる記憶障害や見当識障害，判断能力の障害などの中核症状が背景にあり，不安感や焦燥感，ストレスなどの心理的要因が作用することによるといわれており[6]，もし重症度が同じ程度であれば，BPSDの出現は心理的要因の量で決まると考えられている[7]．認知症に対する治療として，近年，抗認知症薬の開発が進められており，いくつかの新薬も登場しているが，その効果についてはまだ十分に明らかとなってはいない．こうした中，非薬物療法としてのリハビリテーションに対する期待は大きいといえる．

今回，「精神医学概説」というテーマで，精神障害の成因，精神機能とその障害という精神医学の基本的な内容，および代表的な疾患として統合失調症，うつ病，認知症を取り上げ概説した．これで精神医学の基礎を十分に網羅できているわけではないが，多少なりとも本稿が精神科領域の理学療法を行っていく上で参考となれば幸いである．さらに，多くの理学療法士が心理・精神領域に関心をもち，精神医療における理学療法を確立していくだけでなく，常に心理・精神的な側面に留意した理学療法が展開されることを期待したい．

参考文献

1) Zubin J, Spring B：Vulnerability-a new view of schizophrenia. *J Abnorm Psychol*, 86：103-126, 1977.
2) McGuffin P, et al.：The heritability of bipolar affective disorder and the genetic relationship to unipolar depression. *Arch Gen Psychiatry*, 60：497-502, 2003.
3) American Psychiatric Association：Quick Reference to the Diagnostic Criteria from DSM-IV-TR／高橋三郎・他（訳）：DSM-IV-TR　精神疾患の分類と診断の手引，医学書院，2003.
4) World Health Organization：The ICD-10 Classification of Mental and Behavioural Disorders. Clinica：Clinical descriptions and diagnostic guidelines／融　道男・他（訳）：ICD-10　精神および行動の障害―臨床記述と診断ガイドライン．医学書院，2005.
5) 日本老年精神医学会（編）：改訂　老年精神医学講座　総論．pp61-63，ワールドプランニング，2009.
6) 認知症ケア学会（編）：認知症ケア標準テキスト　改訂認知症ケアの基礎．pp43-58，ワールドプランニング，2007.
7) 長谷川和夫（編）：認知症のケア．pp83-93，永井書店，2008.

（岡村　仁）

1章 総論

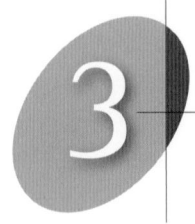

3 心理・精神領域における理学療法の必要性と可能性

　本論は，国内外の保健・医療・福祉制度の動向を踏まえ，題名のごとく，「心理・精神領域における理学療法の必要性と可能性」について臨床哲学的観点を加味して言及することを目的とする．

　1965年に制定された「理学療法士及び作業療法士法」における法律上の作業療法の定義に精神科領域への介入は含まれているが，理学療法の定義には含まれていない．それは，日本において1900年以降，「精神病者監護法」が制定され，1902年には移動療法が開始されるなどの過程で，作業活動も精神医療の一手段として導入された経緯から作業療法の定義に精神領域が含まれたことが主な理由であろう．

　世界的な作業療法の歴史的起源は，18～19世紀の「道徳療法」に遡るといわれている．これを提唱したのは，フランス革命時代の精神科医であったピネルである．第二次世界大戦後は，世界保健機関（World Health Organization：WHO）の行政主導で取り組みが始まったこともあり，当時は主に身障者を対象としていたアメリカの作業療法モデルが日本にも導入された．これは，日本の精神科作業療法の歴史的実情には合わないモデルとして導入されたが，それが作業療法の定義に身障と精神領域が含まれた経緯であるといえる．

　1980年ごろからヨーロッパ，特に北欧においては，精神疾患への理学療法の方法論が開拓されてきた．その背景には，ダンス・ムーブメントや芸術など身体に関わる表現技法が理想的な美を追求していく過程で，生き様や健康観への価値観が高まってきたためといわれている．ダンス・ムーブメントによる身体表現活動や芸術に伴う創作活動は，心身の不可分性を象徴しており，身体活動を通した統合体としての心身機能の回復・維持・向上を目的にして理学療法プログラムにも取り入れられるようになった．また，フロイトやライヒなどの精神医学やメルロー＝ポンティ，キルケゴールなどの哲学，ドロプシーによる精神心理療法などの理論的背景を整理し，1950年代から主に北欧で精神領域の理学療法の基礎が築かれた．1960年代までのヨーロッパでは，現在の日本と同様に多くの精神疾患罹患者を入院させていたが，1970年代から地域医療移行への政策が施行され，このころから精神領域への理学療法士の関与がさらに積極的になってきた．

人間の全体像をいかに捉えるのか

　人類が誕生した約700万年前から，ヒト→人→人間は，人間自体の存在性と地球や天体の謎の解明について探究してきた．当初は科学的探究ではなく，主に観察と初歩的思考あるいは偶像崇拝や宗教などがそれらの主な方策であった．しかし，創成期の人間にとって自然界の謎はあまりにも壮大であり，宇宙を含む世界は神秘的な力の根源として認知されてきた．それぞれの国や地域の古代神話からもそのような事実が推察される．

　古代哲学は少なくとも紀元前450年ころからインド・仏教，中国・ギリシャ・ペルシャ哲学などとして始まり，長い年月を経て現代哲学に至っている．そして，科学の発展に伴い，哲学は天体から人間の存在性に向けられてきた．しかし，人間自体の解明にしても決して容易ではなく，また哲学だけで可能なことではない．つまり，複雑な人間の全体像をとらえる学際領域としても，人文・

社会・自然科学的視点で総合的に探究する必要性があるからである．

その中で生体の構成は，主として酸素，炭素，水素，窒素の4種類の元素であり，残りの25種類の元素は微量であるが人体に不可欠なものである．近年，人が他界した後の処置は，少なくとも日本では火葬がほとんどである．ご遺体は灰となるが元素の一部は空気中に浮遊して残り，土葬では元素の一部は土に戻り，他の元素は空気中に浮遊して温存されるだろう．

しかし，生体としての人間の構造・機能は複雑であり，骨格系，運動系，循環系，神経系などのすべての細胞・組織・器官が関与しているが，脳は大脳，中脳，脳幹，小脳，延髄に分類され，それぞれの働きがある．日常的なこととして，デカルトによる二元論（世界や事物の根本的な原理として，それらは背反する2つの原理や基本的要素から構成される．例えば，善と悪，要素精神と物体などは2つに分けられるとする概念）から，ヘーゲルやスピノザなどによる一元論（あらゆる存在の原理を研究する形而上学において，その原理を単一と規定する概念）として認知されているにもかかわらず，私たちは未だこころ・心と体・身体を便宜上区分して表現することが多い．

感情，気持ち，気分，心，精神，知性，魂などの関連用語は多く，それらを明確に区分することは困難である．ちなみに，日本語と英語とを対比しても類似語として重複している用語は多い．例えば，「感情・気分：feeling」，「情意：emotion, will, mind」，「こころ・心：heart, psycho」，「精神・知性：spirit, mind, will, mentality, intelligence」，「認知：cognition, 魂：soul, 霊魂：spirit」などのごとくである．

これらを主に脳の機能局在的働きだとしても，学問的には，人類学，心理学，行動学，社会学，精神医学，哲学など多岐にわたる学問分野の対象範囲になっている．また，脳自体は身体の一部であり，その機能が異なるだけであることを思えば，人間の全体像をとらえるためには，身体と脳を含むすべての身体に関連する学問を総合的に学ぶ必要性があることはいうまでもない．

市川[1]は，『精神としての身体』の中で，「身は体の中にあり，精神を表わすもので，身の無い体は殻である」と述べている．また，身は大和ことばであり，著書の題名のように精神をも意味すると述べていることから，身体はこころ・精神を包含する実存の本質・本体であると解釈できる．これに関連して，日本語のフレーズに「身を入れて学ぶ」，「身にしみる」，「身に覚えがない」などのように，「身」はこころ・精神を含む人間のすべてを指すことばであることがわかる．しかし，前記したように，私たちは便宜上「心身」あるいは「心と身体」として双方を区分して表現することが多い．

それでは，仮に双方を区分したとして，どちらが優位でどちらが劣位なのだろうか？　一般的には，こころ・精神を優位としてとらえる傾向があるが，「身体はシステムとしての生体のすべて」としてとらえると，双方に優劣はないと考える．これは生体の保全の観点からも，原因が何であれ精神としての身体だけではなく，生体としての身体のすべての死滅に至るからである．

古代ローマ時代の風刺詩人であったユウェナリスの詩のフレーズに，「健全な精神（魂）は健全な身体（肉体）に宿る，"a sound mind in a sound body"がある．この解釈には種々あり，当時の退廃したローマ時代の社会を風刺的に表現して，清く逞しく生きることを祈ることの大切さを示唆したらしいが，短絡的な解釈によれば，文字通り健全な精神を保つためには，身体を健やかにしておくことが大切であると伝えられている．しかし，逆もまた真なりのごとく，「健全な身体は健全な精神に宿る」ともいえることから，身も心も同体としてとらえるのが現実的な解釈と考える．

理学療法の定義の再考

「理学療法士及び作業療法士法」による双方の定義は，以下のように定められており，制定以降約50年を経過するが，現状の動向に応じた改定は行われていない．"「理学療法」とは，身体に障害のある者に対し，主に基本動作能力の回復を図

19

るため，治療体操，その他の運動を行わせ，及び電気刺激，マッサージ，温熱その他の物理的手段を加えることをいう"となっている．一方，"「作業療法」とは，身体又は精神障害のある者に対し，主としてその応用的動作能力または社会的適応能力の回復を図るため，手芸，工作その他の作業を行わせることをいう"となっている．

奈良[2]は，理学療法士としての立場で，上記の理学療法の定義は，現状の理学療法の進歩から観て旧態依然とした内容になっていることを感じてきた．2001年にWHOは国際生活機能分類（International Classification of Functioning, Disability and Health：ICF）として改定し，日本では2002年に「健康増進法」が制定された．それらの内容とWHOの健康の定義「健康とは身体的・精神的・社会的に完全に良好な状態であり，たんに病気あるいは虚弱でないことではない（1948）」，"Health is a state of complete physical, mental and social well-being and not merely the absence of disease or infirmity"などに準じた理学療法定義の私案を考えた．それは，"「理学療法」とは，心身の機能・身体構造に変調のある者に対し，それらの回復を図るため，主として運動，治療体操，徒手的治療および電気，温熱などの物理的介入により，活動，生活機能，健康増進などを改善し，社会参加を支援することをいう"である．この私案を現状の定義と対比してもらえば理解できると思うが，その対象を心身に拡大すると同時に，ICF，健康増進法，WHOの健康の定義などに準じた内容になるように努めた．

なぜ，心理・精神領域の理学療法なのか？

精神科疾患に対する介入は，種々の身体的・精神的活動，physical・mental activitiesを通じて，心身機能を改善もしくは維持することである．人が特定の活動に関与しているときには基本的に心身の活動が同時に活性化される．特に，個人が関心のある活動（仕事を含む）に関与しているときには心身が活性化されるが，関心の薄い活動への関与は，ネガティブな反応になることが多い．ネガティブな反応はストレスとして蓄積し，心因的な疾患の起因にもなり得る．よって，作業療法の本来の目的は，精神を何らかの活動で満たし，占領（英語ではoccupy）することによってその健全化を図ることである．しかし，前記したごとく，日本では作業療法の世界的経緯から身障者も対象になった．英語の名称はoccupational therapyであるが，occupyの意味は目的であり，occupation（職業，業務，作業など）は手段を指しているといえる．

日本に理学療法士と作業療法士が誕生した草創期には，他の医療関連職をはじめ，国民には双方の区分が理解できていなかった．ところが，現在でも双方の区分が十分に理解されている訳ではない．極端な例では，理学療法士は下肢，作業療法士は上肢を対象にする，あるいは理学療法士は主に身体，作業療法士は主に心理・精神を対象にすると思われている．残念なことに一般の国民の認識水準は，現在でもさほど進展しているとは思えない場面にたびたび遭遇する．しかし，前記のごとくヨーロッパでは以前から理学療法士も精神疾患に関与してきた経緯もあり，2011年にアムステルダムで開催された世界理学療法連盟の総会において，「精神保健の理学療法」がサブグループの一つとして承認された．それを受けて，日本理学療法士協会では「心理・精神領域理学療法部門」を立ち上げている．

近年になり，国民（対象者）のニーズに縦割り的に応えるのではなく，保健・医療・福祉サービスは包括的視点から提供される方向に展開されている．これは，社会保障の担保という観点からもより効率的であり，かつ対象者を全人的にとらえた方法論でもある．また，日本の精神疾患患者数は約320万人を超えており，2011年に厚生労働省は，これまでの4大疾患（悪性新生物，急性心筋梗塞，脳卒中，糖尿病）に精神疾患を加えて5大疾患とした．その中でも，認知症の占める割合が急増していることは特記すべき点である．厚生労働省は，このような動向に対処すべく，2012年に精神科病院の入院期間の短縮，地域生活への推進方針をまとめ，理学療法士を含む関連職種の

配置拡充を検討している．

筆者らが理学療法士として多種多様な対象者の臨床的介入を通じて感知したことの一つは，たとえ病因が主に身体に現れる症候であったとしても，ほとんどの症例において，何がしかの心理的あるいは精神的な症候を呈するのが普通であり，それらに配慮しながら対応してきたことである．まれではあるが，精神的疾患が背景にあり，身体的症候として現れる症例も診たことがある．

前者の場合，完治する過程において説明と同意による対象者の安心感の確認や，身障が残存した対象者の病態の受容過程を支援することなどであった．後者の場合，理学療法士の役割は業務範囲および知識・技能の面からも精神疾患のセラピーを直接的に行うことではなく，主に身体的症候への介入を基軸としながらも，対象者の社会心理的な深層の現実にかかわり，隠された世界の意味を全人的相互関係の中で感知して，対象者の可能性を探ることであった．つまり，中村[3]，浜渦[4]などが提唱してきた「臨床哲学的ケア」である．精神医学については理学療法学教育のカリキュラムに含まれているが，身障者の心理学をはじめ，それ以外の人間学全般については，理学療法士になった後，さらに独学で修得しながら自らの臨床の知を拡充する必要性に気づいた．よって，筆者らは，理学療法士のみに限らず，専門領域が細分化すればするほどあらゆる臨床家は対象者の心理・精神領域にも配慮すべきであると認識してきた．

身体運動が人間の心身に及ぼす影響

身体運動は，便宜上全身運動と部分運動に区分できる．また，運動は活動でもあり，身体だけの運動ではなく，いわゆる心身の運動・活動である．当然のことながら，その背景には文化的価値観などが包含されている場合も多々ある．

また，運動は随意・不随意的なものに区分されている．その構成要素は，神経，循環，臓器，骨・関節，骨格筋などの機能（働き・運動）を可能にする細胞・組織・器官などである．

そのようなことから，古今東西，いかなる人生のステージでも適度な運動は人間の心身の発達，機能・健康維持と向上を目的とした体操，体育，スポーツなどは教育や生活の一部として親しまれてきた．奈良[5]は，高校・大学時代には，高校総体や国民体育大会などに出場する目的で，競技選手として棒高跳びに熱中してきた．それ以降は長年テニスに興じてきたが，最近では，高校・大学時代の過度なスポーツによる過用症候群として腰椎椎間板の空洞化が増悪しているとの診断でスポーツを遂行しがたい状態になり，心身の活動が低下していることを悔やんでいる．

スポーツには個人と団体競技とがあるが，いずれにしても練習や試合を通じて仲間ができることは副次的産物であり，コミュニケーション能力や人間関係の構築にも役立つ．また，勉強や仕事のことなどを忘れて，レクレーションとして行うスポーツや身体活動などは，心身の解放感を体験する．さらに，適度な心身の活動は，ストレスの昇華，睡眠や新陳代謝を促すことから健全といえる．医学の父といわれる古代ギリシャ時代のヒポクラテスは治療手段の一つとして身体運動を活用していたと伝えられている．古代人の知が現在にも継承されていることは驚きであるが，まさしく，世界遺産とはこのような事象を指すのだろう．

適度な身体運動が基本的に健全である人間の心身に及ぼす影響が多大であるならば，疾患が何であれ身体運動は望ましい帰結を得るものといえる．よって，法的な業務範囲は別として，学術的な研究によってエビデンスを確認しながら，特に理学療法の中の運動療法を心理・精神領域に適用することの整合性は十分にあると考える．

精神障がい者スポーツの推進

ろう者スポーツの正式な国際競技会の始まりは，1924年にパリで国際ろう者スポーツ委員会（CISS）が主催した国際ろう者競技大会である．2012年にはロンドンでパラリンピックが今回も

盛大に開催された．その一つの理由は，第二次世界大戦で負傷した兵士のためにスポーツをリハビリテーションプログラムに取り入れ，レクレーションスポーツから競技スポーツへと発展してきたがこれを始めたのがイギリスのストーク・マンデビル病院のグットマンであったためであろう．1948年，彼はロンドンオリンピックの開会式当日に車いす選手のための競技大会をストーク・マンデビルで開催した．これが契機となってストーク・マンデビル競技大会が生まれ，パラリンピックへと発展した発祥地がイギリスであったのである．

一方，日本精神保健福祉連盟では「精神障害者スポーツ推進委員会」を中心に，1999年より精神障害者スポーツの振興事業を行ってきた．具体的には，全国精神障害者スポーツ大会・ブロック大会の開催や，都道府県レベルでの精神障害者スポーツ推進協議会などの組織づくりなどに取り組んでいる．2001年，仙台市において第1回全国精神障害者バレーボール大会が開催されたが，日本における全国レベルでの精神障がい者のスポーツ大会としては初めてあった．それ以降，この大会は毎年開催されている．しかし，パラリンピックの競技種目には精神障がい者や聴覚障がい者などの参加が含まれていないことからして，今後の対応策が講じられることを期待したい．

本論では，治療医学としての理学療法（特に運動療法）は，身体機能に限らず，精神自体のポジティブな活動を高める手段の一つになり得ることについて触れた．人間を含む生体は有限的存在であるが，それは種の保存に関与している器官の働きで新世代が誕生する．そして，両親はもとより多くの人々の愛情やケアによって人間として育まれることで人類は存続している．それでも個体としての生体は，一つの命を健やかに全うすべく，それに必要な事柄に留意して生きている．

心身の苦痛や苦悩はその要因に関係なく，精神的な絶望感に陥ることがあれば，場合によっては死に至ることがある．苦しいときの神頼みは別としても，人間は自然の摂理だけではなく，家族や仲間との相互関係性はもとより，何らかの希望，信条，宗教，物的確保などを支えにして生きる意欲を覚醒させているといえよう．

日本では明治維新以降，民主主義（ギリシャ語のデモス：人民）社会・国家を目指し，国民が選んだ代表者（政治家）に特定の権力を託して統治する制度を築いてきた．民主主義の原則である自由，平等，義務と権利などは，国家に与えられる事象であると思われることがあるが，むしろ国民自身の自覚と責任で構築されることを認知しておかないと，明治維新以降の歴史的経緯からして取り返しのつかない誤りを招きかねない．

プロフェッションとしての理学療法士は，保健・医療・福祉領域で国民のニーズに応える責務がある．その中で，本論で言及したように対象者の心理・精神的課題にも対応し得ることの再認識と可能性を探究することが国民に期待されていると確信する．

注）本項では，正式な名称として使用されている「障害」を除き，「障がい」とした．

参考文献

1) 市川 浩：精神としての身体．講談社，1992．
2) 奈良 勲：私が考える理学療法定義．PTジャーナル，44：686，2010．
3) 中村雄二郎：臨床の知とは何か．岩波書店，1992．
4) 浜渦辰二：＜ケアの人間学＞入門．和泉書館，2005．
5) 奈良 勲：理学療法の本質を問う．医学書院，2002．
6) 奈良 勲：理学療法士の立場から観たケアに関する哲学的考察①．PTジャーナル，45：857-859，2011．
7) 山本大誠・奈良 勲：わが国における精神疾患の理学療法の課題と展望．神戸学院総合リハビリテーション研究，1：97-104，2006．
8) 山本大誠・奈良 勲：統合失調症と運動．Schizophrenia Frontier，11：29-33，2010．
9) 山本大誠・奈良 勲：精神疾患に対する理学療法の臨床および教育研究．神戸学院総合リハビリテーション研究，6：111-118，2011．
10) 奈良 勲：プロフェショナル・コミュニケーション論．PTジャーナル，43：735-747，2009．
11) 堀 寛史：痛みの緩和に介入する際の理学療法士の感性．PTジャーナル，46：729，2012．

〈奈良　勲・山本大誠〉

1章 総論

心理学的理学療法の捉え方

　理学療法はこころとからだから対象者にせまる治療体系である．筆者は，長く臨床に携る中で脳卒中，脊髄損傷，四肢切断，関節リウマチ，小脳失調症，パーキンソン病，筋萎縮性側索硬化性（ALS）などの身体障害への対応（運動療法など）と同時に対象者への心理的対応を行ってきた[1]．そして，それらの疾患に随伴する様々な精神症状を診てきた．例えば，脳卒中に伴ううつ状態やせん妄，感情失禁，易怒性などである．筆者は，身体に障害を有する対象者の理学療法を行う中で医療行動科学を基軸にした心理的対応と身体的対応を心理学的理学療法と名づけて取り組んできた[2,3]．以下，心理学的理学療法を行う上で基本的に重要な事項を述べる．

こころとからだへのアプローチ

　理学療法は，見えるものとしてのからだ（姿勢・態度・動作・運動・行為）と同時に見えないものとしてのこころへのアプローチをしなければ望ましい結果に帰結しない．理学療法を行う際には，身体的対応（運動療法など）を行う時に対象者のこころの動きに注意することが必要である．理学療法は，キュアだけでなく疾病予防，健康増進へとその業務は拡大しているが，どのような分野でも理学療法を行う上で対象者を生物・心理・社会・実存的存在として総体で捉え，患者のこころとからだの両面を診ることが大切である．
　こころが動けばからだが動く，からだが動けばこころが動くというように両者はお互いに影響し合っている．こころを動かしたければ，からだに働きかける．からだを動かしたければこころを揺さぶるとよい．患者の能動的活動を高めるには，理学療法を通して常にこころとからだにアプローチすることである．理学療法士は，対象者・児に精神面の問題が顕在化しなくても，常にそれに気づくことの大切さを自覚していることが大切である．

人間へのまなざし

　対象者への捉え方は，人間へのまなざし（信念哲学）の違いによって異なる．例えば，デカルトに代表される要素還元主義をよりどころに分析的な因果律を考えたり，ゲシュタルトとして全体は部分（要素）の総和以上の独自の意味をもつと考えたりすることである．哲学的な視点を変化させることは，新しいものの観点，感性，言動を生み，新たな可能性が生まれる．臨床においては，サイエンスとしての透徹で冷ややかなまなざしと，アート（ヒューマン・マインドを含む）としての温かなまなざしが求められている．それは，疾患や障害をもって生きる人間（生活する人間）をみつめる哲学や倫理学を基盤としたまなざしである．そのまなざしが心理学的理学療法にとって重要となる．
　小澤は，「ケアの現場では"優しくあれ"という規範，倫理が幅をきかし，ケアに困り果ててスタッフが中枢のスタッフに相談に行くと受容するようにと言われ，何か釈然としない表情で現場に戻って来る」と述べている[4]が，こういった状況は容易に想像できる．依存と自立，優しさと厳しさ，論理と感性，自由と規律など二律背反であ

るが，どちらも対象者を捉えるには不可欠な要素である．このように，一つの言葉で表せない状況が臨床にはある．受容的・愛護的すぎる対応が対象者の依存的で自立できない状態を促進する場合もあるし，逆に厳しすぎる対応は対象者のやる気をそぐことにもつながる．理学療法士と対象者の関係は情動性・関係性および信念を含む複雑な相互作用システムであるからこそ理学療法士の対象者へのまなざしが大切なのである．

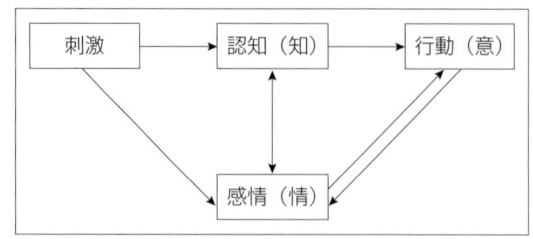

図1　理学療法での認知（知）・感情（情）・行動（意）の関係

神経科学（脳科学）や心理学の知見の活用

神経科学の進歩によって，一瞬で「危ないな」，「きれいだなぁ」と判断し，感じる脳としての扁桃体の役割や，情報を受けとって社会の中で適切に行動する能力を司っている腹内側前頭前皮質の役割がわかってきた[5]．理学療法士は，脳の活動とこころの仕組みについて常に新しい知見に関心をもって，理学療法に応用できるか考えることが大切である．

また，既知の学問としての学習心理学，認知心理学，感情心理学，社会心理学，発達心理学，家族心理学，カウンセリング心理学からも学ぶ点は多く，必要に応じて理学療法アプローチに活かすことが重要である．山鳥は，感情が発生し，その上に心像が生成し，その心像を操って目的のある意思が立ち上がる（情→知→意）と述べている[6]．

しかし，何らかの刺激があってそれを認知することにより感情が起こり，そして行動が生じることもある．さらに行動することによって感情が生じることも考えられる．こころの仕組みを認知・感情・行動から考えて対象者と向き合うことから心理学的理学療法の新しい方法論が生まれると考えている（図1）．行動分析学的方法やベックの認知行動療法[7]，エリスの理性感情行動療法の詳細は成書に譲るが，これらの方法から理学療法に応用できる点は多い．

疾病の病期やライフサイクルに応じた心理的アプローチ

疾病の病期に対応した心理的アプローチは重要で，悲哀の仕事に寄り添ったアプローチが必要である（図2）．また，ライフサイクルに応じた心理・社会的対応も必要である（図3）．終末期には支持的な関わりが重要であり，傾聴するだけでは有効でない場合もあるので，個別性のある対応が重要となる．がん患者のリハビリテーションでは対象者や家族に悪い知らせをどう伝えるかが鍵になる．緩和医療ではチーム医療として連携をとる体制が必要であり，リエゾンとして精神科医師に相談する体制づくりも必要である．老年期においては，健康や経済的基盤，社会的役割など対象喪失の時期を生きる人間に寄り添う社会・心理的問題に理解を示すことが大切である．

理学療法としてのコミュニケーションスキルを磨く

コミュニケーションとは，相手の話を聴いて理解し，逆にこちらのことを相手に伝え理解してもらうことである．それは一方通行ではなく，双方向の意思・感情・考え・意味を伝達することである．コミュニケーションは，意味と感情の両方が行き交うことである．筆者は，コミュニケーションスキルは心理学的理学療法の中心的な技法であると考えている．

コミュニケーションは，体験学習を通して学ぶものである．重要な点は安易な会話としてのコ

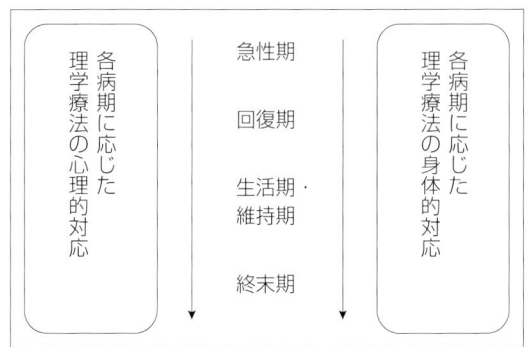

図2 心理学的理学療法の進め方

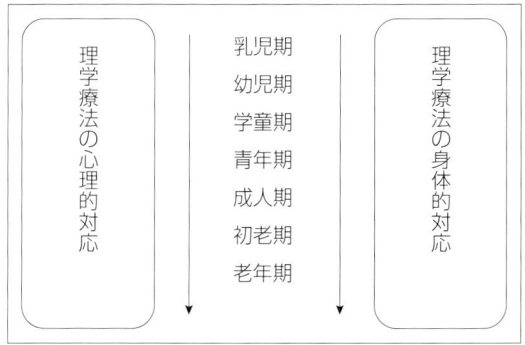

図3 ライフサイクルに応じた理学療法の2つの側面

	意味	
	感情はやりとりされないが，情報は交換されるゾーン	意味と感情ともにやりとりできるゾーン
	意味も感情もやりとりできないゾーン	感情はやりとりされるが意味はあまりやりとりされないゾーン

感情

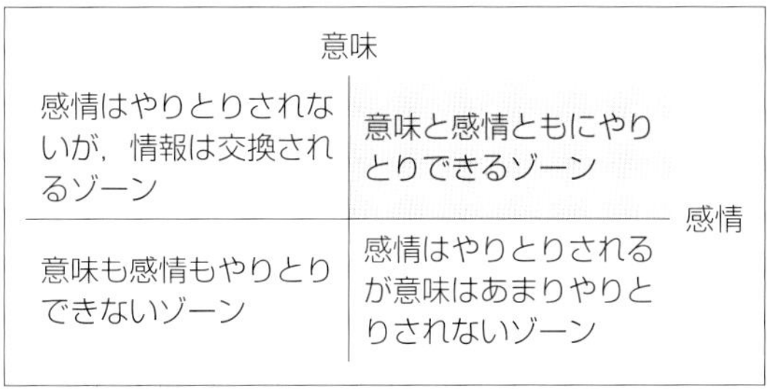

図4 コミュニケーションの座標軸
(斉藤，文献8，2004より)

ミュニケーションにとどめるのではなく，意味だけでなく感情も伝達するということ，つまり情報を伝えるだけでなく感情を伝え合うことである．コミュニケーションスキルとは，意味を的確に伝え，その時の感情を理解し合うスキルである[8]（図4）．自分の思っていることをうまく相手に伝え，相手を納得させながら自分の主張を通せるような人間関係構築のためのスキルともいえる．

患者と対峙する理学療法士にとって，基本的臨床技能としてのコミュニケーションスキルは欠くことができない大切なスキルであり，臨床において，「はじめにコミュニケーションありき」ということである．専門的治療技術が上手でも，それを十分に活かすコミュニケーションスキルがなければ相手から信頼を得ることは難しい．なぜなら相手は文化，社会的存在としての感情をもった人間であるためだ．治療技術の対応だけでは十分とはいえない．このことは，昨今の医療状況からみても自明の理である．

以下に，臨床におけるコミュニケーションスキルの重要な点について具体的に述べる．

臨床でのコミュニケーションスキル

「外来でAさんが運動療法室に来た．今朝は，いつも一緒に来る奥様の姿が見えない」
——このような場面を想定してほしい．Aさんとのコミュニケーションにはいろいろなやり方が考えられるが，クライエントに個別性があるようにそのコミュニケーション方法にも多様性があってよいだろう．

1. 接遇を大切にする

臨床におけるコミュニケーションは，相手がいなければ成立しない．患者との出会いの場面においては，まず接遇に配慮することである．これは，初回以降も継続される．

接遇における「挨拶」，「笑顔」，「態度」，「身だしなみ」，「言葉遣い」について説明する．

❶ 挨 拶

挨拶では，相手の目を見て爽やかに言葉を発する．挨拶の言葉として，「おはようございます」「ありがとうございます」などがあり，それぞれの状況で使い分ける．また挨拶とともにお辞儀も必要な場合がある．お辞儀は会釈（廊下などで出会った時にするもので上体を15°程度前に傾ける）・普通（一般的なお辞儀で，朝の挨拶などにするも

ので上体を30°程度前に傾ける)・最敬礼(もっとも丁寧なお辞儀で,お礼やお詫びの時にするもので上体を45°程度に前に傾ける)の3つがある.一般的に,挨拶の言葉が終わってから上体を前に倒し,一呼吸おいてゆっくりと頭を上げるようにする.

❷ 笑　顔

出会いでは,特に初頭効果としての第一印象が重要なので,印象操作としての演技力を身につけることである.挨拶は,笑顔で行う.表層演技であっても,演技は重要なコミュニケーションスキルである.E.ゴフマンのいう"相手に示す表情と本当の自分の感情の間に不協和のない深層演技"ができるようになればよい[9].この演技力がコミュニケーション・スキルでもあると考える.

❸ 態　度

態度は,対象者への評価,感情,行動傾向の3つの要素からなっており,接する態度で対象者への評価や感情,行動傾向がわかる.態度の基本には対象への理解・共感・受容を基盤とした限りない全人的な興味がある.だからこそ言葉ではわからない人間性が態度から想定できるのである.ときとして理学療法士の態度が不備なことが問題になるが,いつもきちんとした,明るく親しみやすい態度で接することを心がけたいものである.日本人には言葉より姿勢,態度に重きを置く文化が根付いている.真摯な態度には共感を覚えるし,逆に不遜な態度には怒りさえ感じる.言動一致を心がけることは,前述した深層演技に通じるものである.

❹ 身だしなみ

身だしなみは,清潔が第一であるが,それだけではない.身だしなみは,相手に対する心遣いであり,相手のために身をつくろうこととこころに銘記する必要がある.相手が不快に感じる身だしなみは避け,装身具や服装についても相手のことを考慮して身につけるようにする.

❺ 言葉遣い

言葉遣いは,大切なコミュニケーションの道具である.話す際は早口にならないようにゆっくりと話すようにし,対象者には専門用語を頻繁に使わない.また,「お手数ですが」「恐れ入りますが」などのクッション用語を上手に用いる.挨拶をした後に,「今日のお体の調子はどうですか?」「昨晩はよく眠れましたか」などの言葉を添えるのもよい.「ご用件はどのようなことでしょうか」「お待たせいたしました」など状況に応じた言葉が大切である.

2. 非言語的コミュニケーションの活用

人は言葉だけでコミュニケーションをしているわけではなく,非言語的コミュニケーションという言葉以外のしぐさ,表情,視線,姿勢,身体の向きも重要である.理学療法士が対象者の話を聴いてうなずきながらも,時々視線をそらせて時計を見たりしては傾聴していることにはならない.聴く姿勢が相手に伝わるように非言語的コミュニケーションを正しく使って表現するように努力する.これは話す時も同様である.沈黙して目を合わせ,少しほほえみながらうなずくという効果的な沈黙を使うことも必要である.これは,単に黙して語らずということではなく,タイミングを計り待つという待機性である.

3. 言葉の背後にある感情に気づく

対象者は病気への不安や障害の回復への不安をもっているものである.対象者に,苦痛や不安や恐怖や疑問を表出してもらい,その気持ちを受け止め,苦痛や不安を理解し共感する姿勢が大切である.いつもニコニコと笑顔で対応するのではなく,対象者の言葉の背後にある感情に気づいた上での対応が必要である.そのためには,思ったことや感じたことを上手に言語化するトレーニングを行うことが,心理学的理学療法として必要である.

4. 積極的な傾聴

　理学療法士は，自分の聴きたいこと，理解したいことをもとにして相手の話を聴くのではなく，相手にどんな感情があるかを理解して聴くことが重要である．相手の話を聴こうとしても，自分の頭・こころにそれを邪魔するブロッキング現象が生じることがある．ブロッキング現象が生じると，自分の価値観や意見・評価が生じて，相手の話していることを自分の都合の良いように解釈して聴いてしまう．このことを自覚し，ブロッキング現象を抑制する必要がある．

　聴いたことを確認し繰り返すことは大切であるが，その時の繰り返しは，共感的に行うことが大切である．うまく聴くことができたかは，相手の表情や返事の調子などの反応をみればわかる．

　病は物語の形で存在しているので，理学療法士は対象者の話す言葉から話の文脈（物語）をつかみ対象者の気持ちを理解し，共感する態度を示すことが大切である．つまり，理学療法士は対象者がどのような気持ちでいるのか，どのような感情をもっているのかを社会的背景や文脈，態度から推し測ることが大切である．

5. 自己表現を上手に行う

　相手の気持ちを受け止めた上で自己表現することをアサーティブネス・スキルという．
① 自分や相手の隠れた気持ちや要求に気づく（自分を知る，相手に共感的理解を示す）
② その気持ちや要求を「私は…」という形で表現する（自己受容）
③ 相手の気持ちを尊重する（相互尊重）
④ 自分が認められるために主張するのではなく，自分を信じるために表現する（自己信頼・自己尊重）

　それはすべて自己責任をもって行うことである．相手に引きずられないためには，自分の論理をしっかりもち，なぜそのように主張するのかを論理的にはっきりと明確にすることが必要である．自分の思っていることを言語化できるように日頃から対話を通じてトレーニングすることが大切である．コミュニケーションとはキャッチボールに例えられるように，相手が思いを受け止めてくれなければ成立しない．相手のこころを開くためにも，まず相手の気持ち受け止めることが前提となる．

※Aさんとのコミュニケーションの例
PT「Aさん，おはようございます．今日は奥様とご一緒に来られなかったのですね．体調はいかがですか？」
（お辞儀をしながら目を見て挨拶をする．いつもと様子が違うことに気づき，笑顔は控えるが穏やかな口調で話す）
Aさん「今朝は，少し体調が悪いんです」
PT「どうなさいましたか」
（相手の気持ちを汲みながら，開かれた質問をする）
Aさん「昨夜，よく眠れませんでした」
PT「昨夜は眠れなかったのですね」
（共感的繰り返し）
Aさん「はい，いろいろ考えているとつらくなって寝つけませんでした」
PT「つらいお気持ちなんですね」
（感情の明確化）
Aさん「体がなかなか思うように動かないし，家内にこれ以上迷惑をかけたくないんです」
PT「奥様に迷惑をかけたくないからおつらいんですね」
（感情の意味の明確化）
Aさん「はい，そうなんです」
PT「Aさんのお気持ちは，よくわかります．すこしでも自分のできることを増やしていきましょう」（感情の共有化，共感的励まし）
Aさん「よろしくお願いします」

6. 自己と他者のこころを理解する

　自分の中には，見る自己（I）と見られる自己

表　心のパターンに関するガイドライン

1. 癒す　………　傷ついた自分を置き換えられたもの（人）で癒そうとすること．
2. 償う　………　自分の罪意識や自責の念を自分を罰したりするなど別なことで許してもらおうとすること．
3. 当たる　………　自分の悔しさやうらみを別のもの（人）にぶつけて，晴らそうとすること．
4. 妬む　………　自分の思いが果たされなかったから，その思いをとげようとする人を妬み，怒ること．
5. 巻き込む　………　自分の思いを通すため，他の人を巻き込んでも果たそうとすること．
6. 助力を求む　………　無力感，罪悪感，自己嫌悪などを自覚しないで，自分の思いを晴らすため助力や代理をたのみ頼ること．
7. 慰む　………　求めている人から得られなくなったものを代わりのもの（人）で果たす．
8. 気を引く　………　自分を責める，傷つける，病気になる，失敗することなども，反対に人に不満やいやなことを言ったり，傷つけることでまわりの関心や優しさや察しを引き出そうとすること．
9. 諦める　………　自分さえ諦めることで丸くおさまり，安心できるということで，自己表現を抑え続けること．
10. 頑張り逃避　………　自分の恐怖感や罪悪感や無力感や自己嫌悪などを自覚させないために，別のことで「これでもか，これでもか」と頑張ること．

（宗像，文献10，1997より）

(me)があり，見る自己から見られる自己を認知することを自己認知といい，自分の見る自己から他者の見られる自己を外から認知することを他者認知という．これは，見ている側の認知の枠組みを通して他者を評価する過程であり，他者理解までは達していない段階である．相手の感情や思考，社会的背景を考慮に入れてはじめて他者理解が始まるのである．

対象者にとっての理学療法士は，少なくとも対象者の心理を映し出せる鏡になることが求められる．それが，心理的対応の第一歩である．理学療法士は，時間がかかっても心理面接をしっかりとできるようになることが重要である．対人認知のゆがみ，自分のフレームワークで相手を見ることによるバイアス（偏り）を知っておくことも理学療法士には必要である．難しいことであるが，先入観を捨てることが大切である．対象者の不安は姿を変えて現れる．言葉で表現される不安（言語化），身体的愁訴として現れる不安（身体化），問題行動として現れる不安（行動化）が知られている．例えば，ナースコールが頻繁である，ナースステーションに頻繁に来る（行動化），他患やスタッフに対して攻撃的（言語化），他患とのトラブルが絶えない（言語化，行動化）などがみられる．

宗像[10]はこころのパターンのガイドラインを提示し，自らが提唱するヘルスカウンセリングを展開する中で，対象者自身にどのようなこころのパターンに陥っているかに気づいてもらうとしている（表）．カウンセリングの技法を知り，対象者の情動的な面を理解しつつも巻き込まれないことが重要である．対象者が感情を表現できる場を提供したうえで，相手を受容することは要求にすべて応じるということでないこと，いかなる制限があっても良好な関係が築けることを対象者に伝える．理学療法士は，しっかりと問題の核心（対象者が抱く不安など）を捉えることが必要である．

7. 動機づけを援助する

動機づけを援助することは，理学療法士の大切な仕事である．動機づけの規定要因は，①欲求，②認知，③感情，④環境であり，感情や認知は動機づけに影響する．速水[11]は特に感情のあり方が動機づけに影響するとしている．やる気にさせる技術として行動分析学的アプローチがある．行動を変容させる手法であるが，行動を喚起する感情の取り扱いは重要である．行動を喚起させる動機づけとして，「頑張ってください」ではなく，「よくやっていますね」と対象者の感情へ向けての声かけが大切である．

また，身体に対しても適度な運動，睡眠，入浴，休息を考慮し，こころとからだをリラックスさせることも必要である．いつも緊張した状態では能動的な運動や練習はうまくいかない．対象者や理学療法士にとって成功体験が双方の自尊感情，自己効力感を高め，それがさらにやる気を高めること

につながる．動機づけには結果からのフィードバックが重要で，その際に強い口調で伝えることもあるが，まずはほめることを忘れない．やる気や自尊感情，自己効力感といった自己肯定の感情は，理学療法の効果に影響する．自尊感情とは自分自身についてどれだけ肯定的に評価しているかである．こういった感情尺度を効果判定の指標に用いるとよい．

8. 家族を対象に入れる

　家族は医療チームの一員であるが，場合によっては第二の対象者でもある．家族は第二の対象者として精神的・身体的・経済的負担感，孤立，不満，無気力を抱いているものである．そういった場合，対象者と同様に情緒的サポートが必要であり，家族の気持ちを探索し，情緒的サポートを提供する．

　家族に求められる役割は，対象者への精神的ケアであり，家族は対象者の感情を理解して共有できる最も身近な人でもある．そういった家族の役割を果たしてもらうためにも家族へのサポートが大切である．家族には現実的なサポートが不足していることも多いので，在宅サービスなど家族の負担感を軽減できる情報を提供することも大切である．

　家族に対しては，「今，どんなお気持ちですか」と直接的に感情に焦点を合わせて尋ねるより，「夜は眠れますか」という気軽な声かけから始めると，感情を吐露するきっかけになりやすい．家族が弱音を吐いたりする時には，理学療法士は，誰しもそういう感情をもつし，決して人間的弱さがそうさせているわけでないことをしっかりと伝えることが大切である．家族は，自分自身の精神的ケアは怠りがちである．だからこそ家族の語る家族の物語をゆっくりと時間をかけて聴くことが求められる．傾聴することで癒しになるのである．

参考文献

1) 富樫誠二：障害受容の困難な脳卒中片麻痺のケースから学んだこと．理学療法ジャーナル，29：131-133, 1995.
2) 富樫誠二：心理学的理学療法のすすめ方．理学療法ジャーナル，31：294-295, 1997.
3) 富樫誠二：感情と理学療法．理学療法ジャーナル，39：68, 2005.
4) 小澤 勲：ケアってなんだろう．医学書院，2006.
5) 村井俊哉：社会化した脳．エクスナレッジ，2007.
6) 山鳥 重：知・情・意の神経心理学．青灯社，2008.
7) 古川壽亮：Beck & Beck の認知行動療法ライブセッション．医学書院，2008.
8) 斉藤 孝：コミュニケーション力．岩波新書，2004.
9) Goffman, E.：The Presentation of Self in Everyday Life "Doubleday & Company, 1959. [石黒 毅（訳）：行為と演技　日常生活における自己呈示．誠信書房，1974]
10) 宗像恒次：SAT カウンセリング技法．広英社，1997.
11) 速水敏彦：感情的動機づけ理論の展開　やる気の素顔．pp95-123, ナカニシヤ出版，2012.

〈富樫誠二〉

1章 総論

5 精神科領域における理学療法の捉え方

精神科における理学療法の現状

精神科病院に勤務する理学療法士は，日本理学療法士協会会員調査で常勤66人22施設，医療施設（動態）調査・病院報告で常勤換算156.7人となっている．理学療法を実施している精神科病院は大変少なく，実施していたとしても非常勤スタッフに頼らざるを得ない少人数職場と推察される．精神科病院は，一般病院・病棟よりも施設基準や診療報酬が低い基準に据え置かれ，人手不足，物品不足で決して満足のいく職場環境とはいえない．また，理学療法士以外のスタッフが運動療法を担う職場も少なくない．

本稿では，精神科領域の理学療法を展開する上で，どのような対象者に，いかにして理学療法を提供するのか．そのために，理学療法士の視点で対象者の身体障害および精神障害の捉え方，捉えられた情報に基づいてどのように実践するのかについて論じる．

精神科領域における理学療法士の卒前卒後教育の水準はきわめて低迷した状況である．これは，精神症状・障害に対する理学療法士の関心が低いことも影響していると考えられるが，今後は養成校のカリキュラム，理学療法士協会卒後研修体制，各職場での職場内研修の教育などの充実を図り，理学療法士の精神科領域の治療実践に対しても，提供するサービスの質量共に充実を図ることが求められている．

精神科における理学療法の対象者

精神科における理学療法の展開を，表1のように身体障害の有無，精神障害の有無のマトリックスについて考察する．狭義の理学療法は，様々な原因により身体障害を有し，身体機能低下のため理学療法が必要な患者を対象としている．そもそも人間は身体と精神は渾然一体として活動している．当然両者は相互補完的な関係であり，身体障害を目的とした理学療法にも精神面を配慮した実践が不可欠である．

精神科病院では，精神疾患・精神障害のみで身体障害がない対象者も少なくないが，精神疾患や病識の障害により，健康概念や健康で文化的な生活習慣の希薄さ，陰性症状などによる身体を動かすことの減少，身体活動に影響する薬物療法の副作用，種々の要因による肥満などの問題が顕在化

表1　理学療法の対象

		精神障害	
		あり	なし
身体障害	あり	身体精神合併症患者の理学療法	治療的理学療法（狭義の理学療法）
	なし	身体精神健康増進理学療法	予防的理学療法，健康増進理学療法（広義の理学療法）

表2　環境と行動特性の関係

場面	主対応医療者	身体活動度	患者の態度	活動の態様	ストレス度
診察，医師面接	医師	低い	よそいき	応用的態度・行動	高い
病棟での生活	看護師	中間	普段	基本的態度・行動	低い
病棟外の活動 リハビリテーション室での治療	理学療法士 作業療法士	高い	よそいき～普段	応用的態度・行動	高い

している．精神科病棟においても高齢化や身体不活動による廃用症候群の状態で，日常生活活動に支障をきたしている患者，車いす生活の患者も目立つようになってきている．

精神科領域においても，疾病予防，メタボリック症候群，廃用症候群・身体障害予防の取り組みが喫緊の課題となっている．

健康増進，生活習慣病の防止や精神症状の安定化を目的にして，レクリエーション活動や運動療法を必要としている対象者が大勢いる．この領域の理学療法を「身体精神健康増進理学療法」と位置づけ，理学療法士も積極的に関わる必要がある．

精神科領域において，今後ますます重要性が高まるのが，身体障害と精神障害を重複した患者に対する理学療法である．高所からの飛び降り，鉄道への飛び込みなどシビアな受傷機転により多発骨折，脊髄損傷，下肢切断を呈した若年の対象者，大腿骨頸部骨折，変形性関節症や脳血管障害を発症する高齢の対象者がいる．脳神経外科や神経内科領域の様々な疾患，いわゆる脳器質性あるいは症状性精神障害の範疇に入る精神症状の出現する対象者も少なくない．よって，重篤な身体障害と統合失調症や気分障害などの精神疾患を合併する精神障害に配慮した，狭義の「治療的理学療法」のニーズは高まっている．

身体精神合併症患者とは，身体障害と精神障害の両方を有し，身体機能低下のため理学療法が必要な患者で，理学療法の円滑な実践のために，精神医学，身体障害に対応した整形外科学，神経内科学など各科医学，さらには，理学療法学，リハビリテーション医学の総合的な関与が必要な患者である．身体障害と精神障害の双方が存在する身体精神合併症患者の理学療法は，精神科でのニーズに応え理学療法士の専門性を発揮できる領域である．

身体障害・精神障害の捉え方（評価）

1. 行動観察の重要性

評価測定の正確性には，精神運動亢進・低下，注意力障害，対人機能障害や病識の低下などのため，信頼性に欠けることが多々ある．その大きな要因として，患者が現在に至る精神症状および精神徴候について，病識の欠如や認知のゆがみにより，自己の置かれている客観的状況，主観的体験，自己を正しく認識する能力に問題が生じているからである．また，適切な言語表出が困難なため，コミュニケーションに支障をきたしていることも一因である．同一疾患でも各患者によって，精神症状の種類や程度に相違があり，認知や社会的スキルといった精神障害ではない学習能力においても個人差が大きい．さらに，医師の診察場面，病棟での生活態度，リハビリテーション室での理学療法に取り組む場面で，その患者の印象や態度が大きく異なることがある．観察場面や対応する専門職によるカテゴリーとそれらの特徴を**表2**に示す．

2. 身体障害の捉え方

評価測定ツールについて特別なものはない．従来の評価測定項目，理学的問診，関節可動域測定，形態測定，徒手筋力検査法，日常生活活動（FIM,

3. 精神障害の捉え方

精神障害の大きなカテゴリーとして，意識障害（意識混濁，意識変容），知能障害（精神発達遅滞，認知症），記憶障害（健忘），気分感情障害，意欲障害，知覚障害（幻覚），思考障害（思路障害，妄想），自我意識障害などがある．

精神科医の診察の際には，面接，各種検査を経て，アメリカ精神医学会の「精神疾患の診断・統計マニュアル」（Diagnostis and Statistical Manual of Mental Disorders：DSM-IV）や世界保健機関の「精神と行動の障害：臨床記述と診断ガイドライン」（International Statistical Classification of Disease and Related Health Problems-10：ICD-10）を主に用いて，様々な評価尺度（精神症状，疾病特異的・非特異的）を補完的に使用し診断に至る．DSM-IVの大うつ病エピソードと統合失調症の診断基準を表3，4に，代表的な評価尺度を表5に示す．

評価には誰が，いつ，何の目的で，どのように実施するかが重要であり，さらに，チーム医療体制では，チーム構成メンバーが実施した評価の内容や解釈を理解する必要がある．精神科医師の行う診断面接または診察の結果確定診断に至った経緯や，精神症状の種類や重症度を理解する．理学療法士は，診断面接，DSM-IV，ICD-10その他の

表3 大うつ病エピソードの診断基準（DSM-IV）

- ①〜⑨の症状のうち5つ以上が同じ2週間の間に存在する（①か②のどちらかは必ず含まれる）．
  ① 抑うつ気分
  ② 興味または喜びの喪失
  ③ 体重減少または体重増加
  ④ 不眠または過眠
  ⑤ 精神運動性焦燥または制止
  ⑥ 易疲労性，気力の減退
  ⑦ 無価値感，罪責感
  ⑧ 思考力や集中力の減退
  ⑨ 死についての反復思考

表4 統合失調症の診断基準（DSM-IV）

- A) 特徴的症状（以下のうち2つ以上）：おのおのは，1カ月の期間（治療が成功した場合はより短い）ほとんどいつも存在
  ① 妄想
  ② 幻覚
  ③ まとまりのない会話（例：頻繁な脱線または滅裂）
  ④ ひどくまとまりのないまたは緊張病性の行動
  ⑤ 陰性症状，すなわち感情の平板化，思考の貧困，または意欲の欠如
    注：妄想が奇異なものであったり，幻聴がその者の行動や思考を逐一説明するか，または2つ以上の声が互いに会話しているものである時には，基準Aの症状を1つ満たすだけでよい．
- B) 社会的または職業的機能の低下：障害の始まり以降の期間の大部分で，仕事，対人関係，自己管理などの面で1つ以上の機能が病前に獲得していた水準より著しく低下している（または，小児期や青年期の発症の場合，期待される対人的，学業的，職業的水準にまで達しない）
- C) 期間：障害の持続的な徴候が少なくとも6カ月間存在する

表5 精神症状評価尺度

- 簡易精神症状評価尺度（BPRS）
- 機能の全体的評定尺度（GAF）
- ハミルトンうつ病評価尺度
- 陽性陰性症状評価尺度（PANSS）
- 改訂長谷川式簡易知的機能評価スケール

表6 精神科における理学療法士の役割

1. 傷害や疾病による身体機能低下に対する理学療法介入
2. 日常生活における諸動作，身体機能向上に対する生活の再構築，援助
3. 精神障害者のスポーツ参加
4. 生活の質（QOL）の向上
5. 精神障害に対する啓発活動
6. 精神症状や精神機能の改善に対するアプローチ（いわゆる精神療法）
7. 就業や社会参加に対するアプローチ

表7　精神科における理学療法評価の目的
1. 対象者の全体像や身体機能障害の客観的な把握
2. 理学療法の目標設定
3. 理学療法実施計画
4. 治療効果判定
5. 理学療法実施に影響する問題行動ないし精神症状の把握
6. 自傷他害行為など有害事象の予測と防止

表5に示すような評価尺度を実施することが主な目的ではない．その診断基準や評価尺度の結果の意味を理解し，対象者の精神症状を理学療法介入に影響する情報として確認，活用することである．

4. 精神科領域の理学療法士の役割

精神科領域の理学療法士の役割を表6に示す．1の狭義の理学療法士の役割から順に各個人の能力に応じて精神科勤務の理学療法士としての役割が拡大する．精神科勤務の理学療法士のキャリアアップ，キャリアラダーの指針としても参考にしていただきたい．

5. 精神科における理学療法の目的

チーム医療の中での理学療法士の役割は，理学療法実施にあたり，理学療法アウトカムに影響を与える症状，理学療法介入に困難をきたす症状を把握して，理学療法介入の一連の過程に精神障害の評価結果を取り込み，様々な精神疾患を併発する対象者に対し，精神障害の配慮をしながら介入をしていくことである．そのために，理学療法士の視点に立ち，効果的理学療法介入するのを目的とする独自の評価表を作成する必要がある．

身体障害に対する理学療法評価の目的は，①対象者の全体像や身体機能障害を客観的に把握，②理学療法の目標設定，③理学療法実施計画，④治療効果判定である．精神科理学療法では，さらに⑤理学療法介入に影響する問題行動ないし精神症状の把握，⑥自傷他害行為など有害事象の予測と防止，を評価項目に取り入れる必要がある．

精神・心理的側面は，治療効果（アウトカム），治療経過に大きな影響を与える．精神医学の知見も基盤にして，理学療法介入の視点から，適切な評価測定，情報収集，目標設定，プログラム立案，理学療法介入の一連のプロセスを効率的に実現できることが重要となる．

6. 理学療法士による精神症状・障害の評価

理学療法士が実施する評価は，身体精神合併症患者に対し，理学療法アウトカムに影響を与える症状，理学療法介入に困難をきたす症状を把握して，各々の患者に理学療法を効果的に円滑に提供する際，不可欠な情報を的確に明らかにできる要件を具備する必要がある．表7の精神科における理学療法評価の目的のうち，⑤理学療法実施に影響する問題行動ないし精神症状の把握，⑥自傷他害行為など有害事象の予測と防止について，的確に運用する必要がある．筆者が松沢病院在職中の研究を振り返り，本項の執筆にあたり再考してまとめたものを紹介したい．

表8に示す26項目からなる問題行動評価の項目リストである．理学療法アウトカム影響項目，理学療法介入に困難をきたす項目をそれぞれ明示した．詳細は別論文を参照していただきたい．

7. 身体精神合併症患者の理学療法上の特徴

身体精神合併症患者の理学療法は，身体障害と精神障害の相互の影響を配慮しながら進めることが大切であり，どちらか一方のみへの配慮だけでは不十分である．患者に現れる精神症状を理解し，精神症状の身体活動に及ぼす影響を常に考えながら，良好な信頼関係を確立し，患者のペースで介入することが肝要である．医療者のペースで治療を進めると，精神症状の悪化をきたし治療は成功しない．身体精神合併症患者の理学療法の特徴を表9に示す．

表8 観察による問題行動評価項目

	関与項目		
	帰結	実施	
1	◎		理学療法室に来てもすぐに運動を開始できない
2	◎		不快刺激の感受性が大きい
3	◎		働きかけなければじっとしている
4	◎		気分の変動がある
5	◎		病院や職員への猜疑心がある
6	○		抑うつ症状によるモチベーションの低下がある
7	○		環境変化によるモチベーションの低下がある
8		◎	動作が不正確である
9		◎	注意力を欠く
10		◎	能力以上の動作を行う
11		○	状況判断の悪さがある
12		○	疲労感や困難さを訴える
13		○	自分で理学療法内容を規定する
14		○	新しい課題を拒否する
15		○	休憩や待ち時間にじっとしていられない
16		○	些細なことにこだわる
17		○	誤った認識によるモチベーションの低下がある
18		○	理学療法士の関与を頻繁に求める
19	○	○	休憩の指示をしないと継続する
20		＊	理学療法士の関与を拒む
21		＊	指示以外の課題も実行する
22		＊	勝手に理学療法室からでていく
23		＊	自殺企図を含む自傷行為がある
24		＊	他者への攻撃性がある
25		＊	興奮状態である
26		＊	運動亢進がある

帰結：理学療法アウトカムに影響がある項目
実施：理学療法介入上配慮する項目
◎：それぞれの重要項目
＊：出現頻度は少ないが大きな影響を与える項目

　経験や研鑽を積んだ理学療法士が理学療法を実施することで、患者の精神症状は良くなり、運動機能も向上し、良好なアウトカムを出し続けることになる。それは、理学療法の枠組みにとらわれることなく、各種精神療法の手法、広く学際領域の情報を積極的に取り入れ、いかに困難きわまる状況においても、精神症状・障害と身体障害の評価を迅速かつ的確に実施し、常に身体障害と精神障害の相互の影響に配慮することで、効果的で適切な理学療法プログラムや対応が可能になるからである。専門職としてこの日々の小さな成功体験を積み重ねると、「精神科領域における捉え方」を修得し、自己効力感が上がっていく。さらに蓄積された知見を同僚や後進の理学療法士に確実に

表9 身体精神合併症例における理学療法の特徴

1. 問診や理学療法評価測定結果の信憑性が低い
2. 患者の精神症状に配慮しつつ患者のペースで実施しなければならない．精神症状により理学療法評価や治療が実施困難なことが少なくない
3. 治療効果（アウトカム）が低いと思われがちであるが，目標達成できることが少なくない
4. 医療者の対応や治療環境により，精神症状が大きく変わる
5. 理学療法のアウトカム研究やEBMにおいて精神症状を有する対象者は除外されてきた
6. チーム医療の円滑な運営が難しい
7. 家族やパートナーの協力や理解が得られないことが少なくない
8. 理学療法士によって治療効果，治療実践に差異が生じる可能性がある
9. 病識の欠如，偏った認知により現状を否定，歪曲し，しかも，修正が容易ではなく，治療実践がうまくいかない原因となる
10. 水中毒，自傷他害行為の防止など特別に配慮するリスクがある
11. 地域における展開では，保健・福祉職，ピアグループなどに依存せざるを得ず，サービス提供が十分ではない

伝えることが，専門職としての役割でもある．

参考文献

1) 日本理学療法士協会ホームページ http://www.japanpt.or.jp/03_jpta/about_jpta/05_index.html 2012/10/7.（なお組織率は平成23年度78.4％であった）
2) 厚生労働省ホームページ http://www.mhlw.go.jp/toukei/saikin/hw/iryosd/10/dl/byoin.pdf 2012/10/7.
3) 荒木 毅，久保照雄：精神障害者の身体合併症に対する理学療法について．理作療法，14：166-171，1980.
4) 水島繁美：精神障害と運動機能不全．総合リハ，20：207-211，1992.
5) 高橋文夫・他：精神障害を有する脳卒中患者の理学療法．PTジャーナル，27：456-461，1993.
6) 沼尾茲夫：都立松沢病院における合併症治療の現状と問題点 2 整形外科サイドから．全自病協雑誌：66-69，1993.
7) 岩淵正之，江畑敬介（編著）：精神障害者に対する身体合併症診療の実際．pp281-290，新興医学出版社，1996.
8) 安西信雄：精神障害者リハビリテーションの諸アプローチ．総合リハ，24（7）：613-621，1996.
9) 三木 晃：自殺企図のあった患者の理学療法．PTジャーナル，34：389-394，2000.
10) 先崎 章：精神分裂病合併例への対応．総合リハ，28：1015-1020，2000.
11) 仙波浩幸：精神分裂病患者の理学療法効果．理学療法学，28S：63，2001.
12) 仙波浩幸・他：身体障害を有する精神分裂病患者に対する効果的な理学療法の実施について．平成12年度東京都病産院臨床研究報告書．pp547-551，2001.
13) 仙波浩幸：身体障害を有する精神分裂病患者の精神症状の尺度化．日本行動計量学会第29回大会発表論文集，316-319，2001.
14) 仙波浩幸・他：理学療法時にみられる慢性精神分裂病患者の臨床症状．理学療法科学，16：91-95，2001.
15) 仙波浩幸：身体障害を有する精神分裂病（統合失調症）患者に対する臨床症状評価表の作成．理学療法学，29：255-262，2002.
16) H SENBA, Y IMAMURA, N FUKUDA, et al：Guidelines for physical therapy in physically disabled schizophrenic patients. J Phys Ther Sci, 14（1）：15-20, 2002.
17) 仙波浩幸，加倉井周一：統合失調症患者の理学療法アウトカム．リハ医学，40：S238，2003.
18) 仙波浩幸：精神疾患患者への理学療法の関わり．理学療法，20：1115-1122，2003.
19) 仙波浩幸：精神障害者のとらえ方と理学療法アプローチの効果．PTジャーナル，39：947-955，2005.
20) 丸山仁司（編）：神経障害系理学療法学．pp173-189，医歯薬出版，2005.
21) Pat Precin：Influence of Psychosocial Factors on Rehabilitation, in Susan B, O'Sullivan, Thomas J Schmittz：Physical Rehabilitation 5th ed. pp27-64, FA DAVIS, 2007.
22) 安西信雄，青木民子：精神疾患の治療と看護．南江堂，2008.
23) Danide E Rohe：Psychocognical Aspects of Rehabilitation. in WR Frontera, JA DeLisa：DeLisa's Physical Medicine & Rehabilitation 5th ed. pp387-415, LWW, 2010.
24) 先崎 章：精神医学・心理学的対応リハビリテーション．医歯薬出版，2011.
25) 仙波浩幸：身体合併症例の理学療法．PTジャーナル，47（2）：109-117，2013.

（仙波浩幸）

1章 総論

6 北欧におけるメンタルヘルスケア対象者への理学療法の動向

メンタルヘルスケア対象者への理学療法

　メンタルヘルスとは，健全な感覚を駆使して有意義な生き様で暮らしていく能力であると定義され，人生の課題や障壁を克服する可能性に対処し挑戦することといえる．世界保健機関（World Health Organization：WHO）は，メンタルヘルスを世界的に推進するための条件を策定しようと取り組んでおり，対象者の年齢や背景，社会集団を問わず，すべての人々がより良いメンタルヘルスの支援を受けられるように働きかけている（WHO，2010）．

　世界の人口の健康状況を考慮すると，メンタルヘルスと身体との関係性を無視することはできない（WHO，2012）．多くの要因が起因となる疾患に悩む人々に関する疫学的研究は，精神疾患の増加傾向になると指摘している．よって，WHO（2010）は，「各国でのメンタルヘルスに対する支援とケアの拡充が急務である」と述べている．うつ病は精神疾患の中で最も多く，世界人口の1億2,100万人が罹患しており，WHO（2000）の調査によれば，世界で4番目に大きな健康問題であるとしている．

　筋骨格疾患，ストレス関連疾患，疲労症候群，心的外傷後ストレス障害（Post Traumatic Stress Disorder：PTSD），摂食障害，生活習慣病，うつ病，不安神経症で悩んでいる対象者は，世界各地において理学療法士の支援を必要とする主要な対象である．さらに，北欧では統合失調症などの重症の精神疾患も理学療法の対象となる．

　メンタルヘルスの徴候に悩む人々は，筋の緊張，痛み，協調性の低下，呼吸困難，集中力低下などの身体的症状をしばしば呈する[1〜3]．このような症状と併せて，身体接触の欠如やボディイメージの歪みも頻繁に認められる．これらの諸症状は慢性化することがあり，作業能率や生活の質（Quality of Life：QOL）にマイナスの結果をもたらす[4]．6カ月間を超える症状の訴えは，医学的，精神的，社会的な課題，そして深刻な経済的課題を招くことになる．例えば，イギリスでは，精神疾患に毎年770億ポンド（約10兆8千億円）の費用がかかっている（The Future Vision Coalition 2009）．

　理学療法の専門職としての中核となる技能は，健康と福祉の促進および運動機能・能力の可能性を最大限引き出すことである（WCPT，2012）．理学療法士には，運動の質と機能の面から，動きを観察，記述，分析し，そして運動の協調性を評価する能力が求められる．これらの能力は，多面的な視点にわたるため，臨床的介入において，良好な成果，技能，内省を高める必要がある．

　メンタルヘルスに関わる理学療法士には，人々の人生の過程で体験された事象が身体を介してどのように表現されるかを把握するための習熟した技能が必要となる．病気や悩みは，日常の生活機能とその関係性の中で，動きやしぐさなどとして表れる．したがって，メンタルヘルスの理学療法プログラムの中に心身の相互作用の要素を取り入れることが肝要となる．多面的な視点で対応する知識と技能は，質の高い理学療法の効果的な帰結を得るためには不可欠となる．

北欧諸国におけるメンタルヘルスケア対象者への理学療法の歴史

　精神医学的および心身医学的理学療法は，北欧におけるメンタルヘルスの理学療法の専門領域であり，一般的に使用される包括的用語である．それは，「身体的動きの対話」に直面することと同様に，理学療法を介して総体的人間に触れることによって特徴づけられる．

　メンタルヘルスの理学療法の専門領域は，一般的にヨーロッパ北部，特に北欧で60年前から行われてきた．ノルウェーでは，理学療法士の約5％がメンタルヘルス領域に従事している．ベルギー，オランダ，イギリスでは，30〜40年前からメンタルヘルス領域の理学療法の研究部会が発足している．オランダ（人口約1,640万人）では，心身症を専門とした理学療法士が約600人登録されており，それらの大半が開業している．近年では，スペイン，オーストリア，スイス，日本，オーストラリア，ニュージーランド，ブラジル，南アフリカなど，多くの国がこの領域への関心の高まりを示している．

　心身症の専門用語は，医学およびヨーロッパの医療制度の強い影響に由来しており[6]，そのことが専門分野として心身医学の確立につながった[7]．1930年代に，Wilhelm Reichは，発声や心理状態がどのように身体的表現になるかについて，呼吸と筋のパターンに基づいて明らかにした．Reichの思想は，ノルウェーの理学療法に大きな影響を与えている．

　1950年代には，感情，呼吸そして筋緊張において，それぞれの緊密な関係性を出発点として，ノルウェーにおける精神医学および心身医学領域の理学療法が発展していった．その発展には，神経および整形外科領域で活動していた理学療法士のAadel Bülow Hansenが最初に取り組んだが，彼女は，「患者を十分な状態にできなかった」と報告している．これが契機になって，精神科医のT. Braatøy[8]との共同作業が進展した．さらに，理学療法士のBerit Heir Bunkan（PhD）は，ノルウェー精神運動理学療法（Norwegian Psycho-Motor Physiotherapy：NPMP）へと発展させた中心人物である．

　スウェーデンにおいて，この領域の発展はGertrud Roxendal（理学療法士，医師）によるものであった[9]．整形外科と精神医学の分野において，彼女は，統合失調症に苦しむ若い男性について「対象者をより健康な状態へ戻すためのセラピー」は，なかなか満足し得ないことであると報告している．1970年代初頭に，彼女は運動教育学者および心理療法士であるフランス人のJacques Dropsyと知り合う機会を得た[10,11]．彼は，東洋と西洋の伝統に影響を受けたムーブメントアウェアネスアプローチを提唱している[12,13]．Roxendalは，Dropsyの理論と運動実践を理学療法体系として統合するために，理学療法士の研究グループを設立した．身体気づき療法（Basic Body Awareness Therapy：BBAT）は，1980年代後半にノルウェーとスウェーデンの理学療法士協会において理学療法の方法論として受け入れられている．この方法論の質的な発展は，BBATの教員で構成されている国際組織で継承されている．

　北欧でこの2つの方法論（NPMPとBBAT）は，メンタルヘルス領域においてスカンジナビアの理学療法士に多大な影響を与えた．この多面的な視点は，個人および集団理学療法の双方において，数十年間にわたり臨床現場で実践されている．さらに，リラクセーションテクニックや身体活動を含む，気づきや身体感覚を高める方法論も存在している．

メンタルヘルスケア対象者への主な理学療法プログラム

　私たちは，身体的体験により，自分自身の動きの理解と現実環境を認知して自己実在を知ると同時に調整・制御している[14]．身体的および感覚的体験は，知覚，存在，活動そして世界（社会）との関係性が基盤となっている．身体神経学的視点から，ボディイメージと姿勢制御は，部分的ではあるが，痛み，動機付け，感情のネットワーク

と一部連鎖して作用することが明らかになっている[15]．生活の中での動きや活動の様相は，運動制御およびアウェアネス（気づき）と密接に連動している[16]．より機能的な運動から身体の体験を対象者に促すことは，肯定的な体験を得るために役立っている[17]．最新の研究では，より健康的になるための方法論として，単純な運動によって十分なエネルギーを消費することが明らかにされている（有酸素運動）[18]．

心身症に対する理学療法は，入院と外来を問わず，すべての年齢層の対象者に有効である．このアプローチは，精神医学領域，デイケアセンター，予防医療，リハビリテーション，健康増進のみではなく，身体医学の範囲にも適切な方法論である．北欧で発展したBBAT，NPMP，Belgium Psych-Motor-Therapy（PMT）の3つの理学療法を以下に紹介する．

1. Basic Body Awareness Therapy, BBATの概要

BBATの仮説は，身体接触，内部の生理学的および精神的活動の変容過程，あるいは他者や外部環境との関係性などの欠如が認められることに基づいている．身体接触の欠如は，日常生活において不器用な動きや機能低下につながる可能性がある．

BBATは，西洋と東洋の運動アウェアネスに関する伝統的文化に触発されたものである．ゆえに，BBATの視点は，身体的，生理的，心理・社会・文化的，そして実存的な苦悩が，日々の運動の中で対象者の全人的存在のすべてに影響することを意味している．BBATは臥位，座位，立位，歩行，走行，発声，2人組の運動，そして徒手療法で構成されている．存在感，アウェアネスと運動の質は，セラピーの鍵となる．BBATの理論的枠組みは，実践的／臨床的なアプローチ，運動の教育，運動の種類，そして確立された運動の質の評価基準が含まれる[17,19]．信頼性と妥当性が検証された2つの評価尺度であるBody Awareness ScaleとBody Awareness Rating Scaleは，運動機能と運動の質を評価するために考案された．対象者とセラピストとの関係性の構築および運動による対話といった，BBATの治療要素が基本となる[17]．BBATは，個人と集団を問わず，また軽症から重症の心身症および精神疾患に適応される．

人の運動（行動）を学習するには，3つの方法がある．①運動（行動）の理論について学ぶ，②運動（行動／活動）を通して学ぶ，③運動（行動）自体に没頭する（溶け込む）ことによって学ぶ[17,20]．存在感とは，あらゆるセラピーにおける深層レベルの支援因子である[21]．特定の運動に没頭して動いていることとは，今ここで，実存していることの感覚を基軸にして，他の異なる種々の運動に転換できることの基本である．BBATでは，そのような存在感が日々の生活の運動や他者との関係性の中で統合されることを意図している．セラピスト自身の動きの認識・認知水準は，セラピーの質と効果を得るために重要である．

2. Norwegian Psychomotor Physiotherapy, NPMPの概要

NPMPが目指すことは，身体と心理，そして社会的な苦悩が筋，呼吸，姿勢，バランス，柔軟性などに作用して，身体に対して望ましい影響を及ぼすことである[8]．このアプローチは，身体すべての検査とセラピーを常に実施し，対象者の反応によってプログラムを工夫する．このセラピーの目的は，呼吸と密接に関連づけられた身体の機能低下を識別すること，徒手療法および運動療法によって改善を促すことである．セラピストと対象者は，身体的そして感情的な相互反応について常に意識し，その状態を保つことが望まれる[8]．NPMPには，2つの評価尺度があり，1つは包括的理学療法筋検査（Global Physiotherapeutic Muscle Examination, GFM-78）[22,23]であり，もう1つは包括的身体検査（Comprehensive Body Examination, CBE）[24]である．NPMPは，プライマリヘルスケアで中等度の心身症の対象者に用いられており，精神科領域では用いられることがほとんどない．

3. Psycho-Motor-Therapy in Belgium, PMT の概要

ベルギーのPMTは，"運動する人"のメンタルヘルスに特化した理学療法の領域である[25]．PMTは，心身の統合から導かれた人間の包括的な視点に基づいている．これは，認知的，感情的，身体的な側面，そして心理社会的文脈において，存在と活動の能力を統合する視点である．すべての形態と身体（身体を介した体験）において，身体活動が中心的なテーマとなる．身体活動には，身体的効果（形態学的，筋系，心肺系，代謝系，運動レベルにおいて）が期待されるが，PMTは，そのアプローチにおいて心理学から統合された概念を含んでいる．このセラピーは，対象者とセラピストの関係性が中心となる．PMTの体験とその体験によって生じる反応は，改善のための動的な力源として機能する．

PMTは，超越理論的アプローチによる補完療法とみなされており，いくつかの心理療法的アプローチとして扱うことができる．よって，これは，医学，心理学，運動学，リハビリテーションの要素として取り入れることができるといえる．PMTの目標は，肯定的な自己イメージであり，身体を使った社会的関係性と身体運動のバランスがとれた，個人の幸福感を促進することにある．精神運動療法は，個人および集団理学療法に用いられ，入院患者と外来患者を対象とする[25]．

4. Other body-oriented methods の概要

理学療法として正式に認められていない方法ではあるが，特別な指導を受けた理学療法士によって用いられる身体指向的な方法がある．一般的に，Awareness Through Movementとよばれるフェルデンクライスメソッド（Feldenkrais Method）が用いられる[26, 27]．リラクセーション法は，ヤコブソンの漸進的弛緩法（Jacobsen's Progressive Relaxation Technique）やシュルツの自律トレーニング法（Autogenic Training）がある．近年では，これら多くのセラピーが精神医学に導入されており，理学療法士がそれらの特性を利用したセラピーを実施している．例えば，課題解決過程における認知行動療法，理論情動行動療法（Rational Emotive Behavior Therapy, REBT），アクセプタンス・コミットセラピー（Acceptance and Commitment Therapy, ACT）などには，セラピーとしての共通要素がある．

5. メンタルヘルスの徒手療法（マッサージ）とタッチ理学療法の概要

マッサージは，軟部組織のストローク・マニプレーションとして定義されている．紀元前2000年に遡るが，マッサージは多くの古代文化の中で，セラピーの中心になっていたと記録されている[28]．近年，徒手療法は新しい研究テーマとされ，その長所が報告されており，特に精神疾患患者の健康と幸福感の促進を目的にして，スカンジナビア諸国における理学療法の中核的な位置を占めている．メンタルヘルスの理学療法において，タッチは，快適な刺激および自己イメージを向上させるための入力方法として，対象者の身体境界の認識を高めるための方法と同様に，コミュニケーションツールとしても用いられている．上記のごとく，特にスカンジナビア諸国の理学療法士らは，これらの徒手療法についてボディイメージを回復するための効果的な方法であると捉えている．

6. メンタルヘルスの伝統的理学療法の概要

メンタルヘルスの理学療法は，身体的ニーズを取り扱うために，一般的な理学療法の分野を合理的に改革していく必要性があると考える．伝統的理学療法は，身体トレーニング，TENS，鍼治療などを手段とし，身体に関する理学療法が医師から処方された場合にのみ，身体的苦痛や傷害に対して理学療法が適応されているのが現状である．

7. メンタルヘルスの身体活動理学療法の概要

　北欧のメンタルヘルス政策にとって、活動的な生活習慣の推進が重要な課題となっている。身体活動は、心理的問題がある対象者のセラピーやリハビリテーション、予防医学において認識が高まっている。科学的な視点から考慮しても、子どもや思春期、成人や高齢者において、心理的問題に対する身体活動が良好な結果に結びつくことはすでに証明されている。したがって、メンタルヘルスを改善する身体活動は、健康や幸福感のために重要であると考えられている。身体運動の主な効果としては、軽度から中等度のうつ病に対する補助的介入手段として活用されている[29]。

8. メンタルヘルスの集団理学療法の概要

　精神医学と心身医学に関連した集団理学療法は、約40～50年間行われてきた。それは、個別理学療法あるいは集団理学療法から紹介された患者のリハビリテーション、健康促進、予防ヘルスケアに対するメンタルヘルスケアの一助となる。これらのプログラムは、しばしば"ムーブメントグループ"ともよばれている。ムーブメントグループには、身体トレーニングやリラクセーションプログラム、Body Awarenessプログラム、ダンス、その他の活動など多くの方法がある。ムーブメントグループは、精神科における重要な資源であると考えられている[30]。

　特にBBATは、コミュニケーション、2人組みの運動、発声とマッサージに特化したグループ理学療法として発展した。この方法は、グループダイナミクス、サイコドラマ、即興、俳優トレーニング、ダンストレーニング、エンカウンターグループから着眼を得たDropsyによって強い影響を受けている。理論的基礎の例としては、Pratt, Alexander, Morena, Fairbain, Schutz, Pearls, Bion, Kohut, Karterudなどの業績がある[31,32]。これらの先駆者の業績は、理学療法の発展のためにきわめて重要なものであった[33～36]。この10年間で、自己心理学は心理学に大きな影響を与えてきた[17]。自己心理学的アプローチは、セラピー過程の統合的な理解のある理学療法士が、グループの状況に適応した時、効果的な結果が示されている[36]。グループの治療因子は、グループ理学療法に有効的である[21]。BBATは、グループ因子の手段となり、グループ因子としては、セラピーへの態度、希望をもたらすこと、普遍性、愛他主義、対人学習、グループの凝集性、実存的因子がある[22,33～35]。

　BBATの理学療法士になるには、グループを構成する対象者を募集する必要がある。グループの理学療法士は、グループアウェアネス、グループセルフ、グループの雰囲気を創りだすことが必要である[37]。それは、グループが1つであるだけではなく、グループで存在すること、グループ内で個人を取り扱うための能力、そしてそれらに基づいた自己体験の知識が要求される。また、グループを実行する際に理学療法士に対する必要な支援は、スーパービジョンを得ることである。

　精神科病院でBBATを実施する時に重要な鍵となるのは、チームの機能の中にグループ理学療法を取り入れることである。ムーブメントグループに他のヘルスワーカーが参加することの価値は大きい。それは、身体運動と身体が一つであることは、対象者における再覚醒を探索し、私たちの世界の入り口であるからである。よって、ムーブメントグループに参加するスタッフの動機づけは、理学療法士の仕事の重要な一部分であるといえる。

メンタルヘルスケアにおける理学療法の研究とエビデンス

　メンタルヘルスの理学療法は、25～30年の間に発展した比較的新しい分野である。理学療法において良好な結果および根拠を示すためには、研究成果を示す方法や調査方法に触れていくことが求められる。それは、特別な方法において、現象および統合された概念の識別とその解明を含むも

のである．メンタルヘルスの理学療法は，生体，精神，社会，文化，実存的視点などを取り入れているが，これは，研究方法の多様性への取り組みを課題とするからである．

1. BBAT の研究

1985 年に Roxendal は，精神科領域において Body Awareness Scale と BBAT の展望について論文報告している[9]．それ以来，BBAT の多くの量的および質的研究がなされている．無作為比較対照試験を用いた精神疾患患者に対する BBAT の効果に関する研究[38〜40]，精神疾患外来患者における理学療法の長期的効果[1]，筋骨格系の傷害のあるバイオリニストに対する理学療法の効果研究[41]，過敏性腸症候群（irritable bowel syndrome, IBS）に対する理学療法の効果[42, 43] などがある．

さらに，比較成果研究（comparative outcome study）[44]においては，摂食障害患者の Body Awareness 評価の横断的研究[14]，プライマリケアにおける応用研究[45, 46]，人格障害患者のムーブメントグループ場面における効果研究[33〜35]，性的虐待を受けた女性の研究[47, 48]，慢性疼痛の患者に対する BBAT の文献調査[49]，統合失調症の体験を明らかにした質的研究[18]，患者とセラピストとの関係性の重要な因子を明らかにした研究[50〜53]，精神科医療で BBAT における患者の体験についてグループインタビューに主眼をおいた研究[54]，運動の質やその因子を促進する現象学的研究[17, 19, 55, 56] などが報告されている．

2. Norwegian Psychomotor Physiotherapy, NPMP の研究

広範で長期間の努力で，NPMP の評価ツールとその評価特性が開発されてきた[22, 24, 57〜59]．NPMP においては，患者の体験の質的研究が行われ，NPMP の場面において対象者の主観的体験を評価する尺度として Body Awareness Rating Questionnaire が開発された[60, 61]．

3. Leuven/Kortenberg 大学における研究

Leuven/Kortenberg 大学は，メンタルヘルス領域における長い研究歴がある．PMT における研究は，メンタルヘルスの多様な課題が「運動における身体」に関する臨床的評価を志向するもので，認知と社会的情緒的側面に関連する，運動機能，身体活動，ボディイメージなどが含まれる．研究は，主に従来の横断研究がなされているが，近年は徐々に縦断的介入研究（臨床効果）にシフトしつつあり[5, 62〜64]，摂食障害，うつ病，不安神経症[65〜68]，統合失調症[69]，身体表現性疾患[70] などが研究対象とされている．

これらの研究テーマの変遷は，理学療法士のための臨床ガイドライン開発の観点からしても重要である．身体活動の低下は，心血管系の疾患やすべての死亡原因の独立した危険因子として認識されてきた．心血管系の疾患発生率の増加と早期死亡率の増加は，統合失調症患者において大きな関心事になっている．統合失調症患者の身体活動の研究，統合失調症患者の身体活動と体力，心肺機能，運動能力，代謝機能，認知と心理社会の関係性などが研究されている．対象者の QOL と健康に関連するヨガや漸進的筋弛緩法を含む，いくつかの理学療法の介入の根拠についても研究されている．

理学療法学教育課程におけるメンタルヘルスケア

北欧諸国では，メンタルヘルスの理学療法学に関する教育カリキュラムが 1960〜1970 年代に導入されている．ノルウェーにおいて，NPMP は 1960 年代から理学療法学教育に含まれるようになった．精神医学および心身医学分野の理学療法は，ノルウェー理学療法士協会の短期および長期の卒後コースとして展開されていて，その領域においてより専門性の高い理学療法士の資格が得られる．1990 年代の中頃，オスロ大学で NPMP

の卒後教育が始まった．今日では，ノルウェーのトロムソ大学とオスロ大学で修士号の取得ができる．

　BBATは，ノルウェーとスウェーデンにおいて約25年間にわたり，メンタルヘルスの理学療法の教育に影響を与えている．2003年に国際的な卒後教育プログラムであるBasic Body Awareness Methodology, BBAM（60ECTS：ヨーロッパ単位交換システム）が，ノルウェーのベルゲン大学で開講された．このプログラムは，ムーブメントアウェアネス，運動の質と機能，個別および集団理学療法を中心として実施されている．BBAMは，メンタルヘルス，プライマリケア，疼痛のリハビリテーション，健康促進そして予防健康ケアにおける種々の臨床を経験している理学療法士に認定資格を与えている．

　理学療法士のムーブメントアウェアネスは，セラピーの質とその効果を左右するため，個々人の理学療法士の学習と進歩は，BBAMにおいて修学できるようなプログラムに工夫されている．ベルゲン大学のホームページ（www.hib.no）を閲覧すれば，修学プログラムが提示されている．現在は，3大陸，15か国から55名の理学療法士がBBAMコースを修了している．また，ベルゲン大学で行われるBBAMコースは理学療法学教育の修士課程に連動している．

　ベルギーのフランダースにおけるPMT領域では，1960年代から運動学，リハビリテーションと理学療法学教育の大学院（修士課程）が始まっており，精神疾患患者のための特定の実習プログラムが体系化されている．ベルギーには，メンタルヘルスの理学療法学教育の修士課程がある（120ECTS）．オランダでは，Utrecht応用科学大学において，メンタルヘルスの理学療法コース（90ECTS）が3年間の修士課程プログラムとして整備されている．

　International Organization of Physical Therapy in Mental Health（IOPTMH）において，メンタルヘルスの理学療法学教育の共同体（コンソーシアム）が6つの大学（Bergen大学，Leuven／Kortenberg大学，Utrecht大学，Lund大学，Almeria大学）でBLULAグループとして締結された．この目的は，メンタルヘルスの理学療法における学士課程と修士課程において，その発展と融合とを推進するためである．

メンタルヘルスの理学療法専門職確立の展望

　精神的不健康は，ヨーロッパの疾病の約20％を占め，人生の過程で4人のうち1人のメンタルヘルスに影響を及ぼしている（WHO, 2010）．WHOは，加盟各国に対して包括的なメンタルヘルス行動計画を推進している．私たちは理学療法士として，専門職としての価値を社会に発信していくために，この行動計画を推進する責務を真摯に受け止める必要があるといえよう．

　世界理学療法連盟（WCPT）は，適切な臨床的推論，高水準の教育，そして科学的根拠に基づき，諸国の文化的背景を考慮しながら高水準でかつ適切な健康管理を行う義務がある．WCPTは理学療法の専門性とさらなるグローバル・ヘルスを促進することを宣誓し，人々の運動の可能性を見定め，機能的制約の改善はもとより健康促進，障害予防などに寄与することを目指している（WCPT 2010）．

　2011年7月にアムステルダムで開催されたWCPTの国際会議において，メンタルヘルスに関わる専門的理学療法の国際的協働活動である最初の一歩として，WCPTの新しいサブグループ，IOPTMHが設立された．これはメンタルヘルスの理学療法の専門性を確立して行く布石になると確信する．

　IOPTMHは，WCPTが定める基準である3つ以上の大陸（；ヨーロッパ，アジアウェスタンパシフィック，アフリカ）と10か国以上の加盟国（；日本，南アフリカ，トルコ，スペイン，イギリス，ベルギー，オランダ，アイスランド，フィンランド，デンマーク，スウェーデン，ノルウェー）で構成されている．IOPTMHは，2年に1回，精神およびメンタルヘルスの理学療法国際学会（International Conference for Physiotherapy in Psychiatry and Mental Health：ICPPMH）と共同し

て国際学術集会を開催している（ICPPMH のホームページは www.icppmh.org）．

IOPTMH の目的は，①メンタルヘルスにおける高水準の理学療法の教育，臨床，研究を奨励すること，②メンタルヘルスに従事している理学療法士の国際学会や国際会議でのコミュニケーションと情報の交換を奨励すること，③科学研究を奨励し，IOPTMH に関連した理学療法に基づくエビデンスを促進することである．

IOPTMH は，メンタルヘルスに従事している理学療法士が，国際協力を促進すること，メンタルヘルスケアにおける高水準で臨床的なセラピーの国際的スタンダードを促し，コミュニケーションや情報交換により教育，臨床，研究を発展させることを目指している．

北欧には，精神医学および心身医学領域の一環として数十年にわたる伝統と歴史がある．近年，この領域に対する関心は，ヨーロッパ内外の新しい地域と国に広がっている．メンタルヘルスの理学療法の専門領域において，先駆的な教育者や研究者は，この領域の情報や知識を伝承するために招聘されている．これは，将来の理学療法学教育のために重要なことであろう．今後は，この分野での国際的で包括的な組織である IOPTMH や ICPPMH を通じ，多様な因子で構成されている人間的なアプローチが急速に発展し，理学療法の専門的知識体系の構築に寄与することを願う次第である．私たちはこの領域の発展が，理学療法の哲学や理論のみならず，生きている人間のトータルな理解を深めることを切望している．さらに重要なことは，精神医療の理学療法体系の構築が，人の動きや機能を改善し，臨床経験と根拠に基づいたアプローチへと着実に発展することであり，これが理学療法の核をより揺るぎないものにすることになると考える．

参考文献

1) Mattsson M, et al：B Long-term effects of physiotherapeutic treatment in outpatient psychiatric care. *Nordic Journal of Psychiatry*, 49/2：103-110, 1995.
2) Mattsson M：Body Awareness Applications in Physiotherapy ［Doctoral Dissertation］. Umeå University, 1998.
3) Gyllensten AL. Basic Body Awareness Therapy ［Doctoral Dissertation］. Lund University, 2001.
4) Malmgren-Olsson E-B, Armelius B-Å：Non-specific musculoskeletal disorders in patients in primary care：subgroups with different outcome patterns. *Physiotherapy Theory and Practice*, 19：161-173, 2003.
5) Grahn B, et al：Motivation as a predictor of changes in quality of life and working ability in multidiscplinary rehabilitation. *Disability and Rehabilitation*, 22（15）639-653, 2000.
6) Mattsson B, Mattsson M：The concept of "psychosomatic" in general practice. Reflections on body language and a tentative model for understanding. *Scand J Prim Health Care*, 20：135-138, 2002.
7) Alexander F. Psychosomatic Medicin, 1950.
8) Dragesund T：Development of Self-report Questionnaire in the Context of Norwegian Psychomotor Physiotherapy（NPMP）［Doctoral Dissertation］. University of Bergen, Norway, 2012.
9) Roxendal G：Body Awareness Therapy and The Body Awareness Scale, Treatment and Evaluation in Psychiatric Physiotherapy ［Doctoral Dissertation］. University of Göteborg and Psychiatric Department II, Lillhagen Hospital, Hisings Backa, 1985.
10) Dropsy J：Human Expression-The Coordination of Mind and Body. In：Skjaerven LH, editor. Quality of Movement-the Art and Health. Lectures on Philosophy, Theory and Practical Implications to Basic Body Awareness Therapy. Bergen：Bergen University College, 1998：8-20.
11) Dropsy J：Body Attunement-the Conditions for Body Use. In：Skjaerven LH, editor. Quality of Movement-the Art and Health. Lectures on Philosophy, Theory and Practical Implications to Basic Body Awareness Therapy. Bergen：Skjærven, 21-34, 1998.
12) Dropsy J：Vivre dans son corps. Expression corporelle et relations humaines（Living in Your Body-Bodily Expression and Human Contact）. Paris：Epi S.A., 1973.
13) Dropsy J：Le Corps Bien Accordé-Un Exercise Invisible（The Harmonic Body-An Invisible Exercise）. 1st ed. Paris：Desclée De Brouwer, 1984.
14) Thörnborg U, Mattsson M：Rating body awareness in persons suffering from eating disorders-A cross-sectional study. *Advances in Physiotherapy*, 1-11, 2009.
15) Brodal P：The Central Nervous System. Structure and Function. Oxford：Oxford University Press, 2004.
16) Schumway-Cook AW：Motor Control. Theory and Practical Applications. Second Edition ed. Baltimore：Lippincott Williams & Wilkins, 2001.
17) Skjærven L, et al：How Can Movement Quality be Promoted in Clinical Practice？ A Phenomenological Study of Physical Therapy Experts Physical Therapy, 90,

10：1479-1492, 2010.
18) Hedlund L, Gyllensten AL：The experiences of Basic Body Awareness Therapy in patients with Scizophrenia. *Journal of Body Work and Movement Therapies*, 14：245-254, 2009.
19) Skjærven LH, et al：An Eye for Movement Quality：A phenomenological study of movement quality reflecting a group of physiotherapists' understanding of the phenomenon. *Physiotherapy Theory and Practice*, 24 (1)：13-27, 2008.
20) Arnold P：Education and the concept of movement. *Bulletin of Physical education IX*, 13-22, 1973.
21) Yalom I：The Theory and Practice of Group Psychotherapy 3rd ed. New York：BasicBooks, 1995.
22) Sundsvold M, Vaglum P：Muscular pains and psychopatology：evaluation by the GFM method. In：Michel TH, editor. Pain, International Perspectives in Phyiotherapy. Edinburgh：Churchill Livingstone, 18-47, 1985.
23) Kvåle A, Ellertsen B, Skouen JS. Relationship between physical findings (GPE-78) and psychological profiles (MMPI-2) in patients with long-lasting musculoskeletal pain. *Nord J Psychiatry*, 55 (3)：177-184, 2001.
24) Bunkan BH, et al：Interrelater reliability of the Comprehensive Body Examination. *Physiotherapy Theory and Practice*, 18 (3)：121-129, 2002.
25) Probst M, et al：Psychomotor therapy and Psychiatry：What is in a name？. *The open complementary medicine journal*, 2：105-113, 2010.
26) Feldenkrais M. Awareness Through Movement：Health Exercises for Personal Growth. 1ed 1972 ed. San Francisco：1st HarperCollins pbk., 1990.
27) Alon R：Mindful Spontaniety. Moving in tune with Nature：Lessons in the Feldenkrais Method. Dorset, England：Prism Press, 1990.
28) Moyer C, et al：A Meta-Analysis of Massage Therapy Research Psychological Bulletin. *American Psychological Association*, 130：3-18, 2004.
29) Rethorst C, et al：The antidepressive effects of exercise：a meta-analysis of randomized trials. *Sports Med*, 39 (6)：491-511, 2009.
30) Bunkan BH：Kropp, Respirasjon og Kroppsbilde. Teori og Helsefremmende Behandling. (Body, respiration and Body Image. Theory and Health Promoting Treatment) 4utg. ed. Oslo：Gyllendal Akademisk, 2008.
31) Karterud S：Group Processes in Therapeutic Communeties. Oslo：Otto Falch as, 1989.
32) Karterud S：The Group Self, Empathy, Intersubjectivity and Hermenutics：a Group Analytic Perspective. In：Harwood NH, Pines, M, editor. Self experiences in Group. Intersubjectivity and Self Psychological Pathways to Human Understanding. London：Jessica Kingsley Publishers Ltd, 83-97, 1998.
33) Skatteboe UB, et al：Body Awareness Group Therapy for Patients with Personality Disorders. 1. Description of the therapeutic method. *Psychoter Psychosom*, 51：11-17, 1989.
34) Friis S, et al：Body Awareness Group Therapy for Patients with Personality Disorders. 2. Evaluation of the Body Awareness Rating Scale. *Psychother Psychosom*, 51：18-24, 1989.
35) Leirvåg H, Pedersen G, Karterud S. Long-term continuation treatment after short-term day treatment of female patients with severe personality disorders：Body Awareness Group Therapy versus Psychodynamic Group Therapy. *Nordic Journal of Psychiatry*, 64 (3)：153-157, 2010.
36) Skatteboe U-B：Basic Body Awareness Therapy and Movement Harmony. Development of the Assessment Method Body Awareness Rating Scale (BARS) Oslo：Oslo University College, 157, 2005.
37) Karterud S, Stone WN：The Group Self：A neglected Aspect of Group Psychotherapy. *Group Analysis*, 36 (1)：7-22, 2003.
38) Gyllensten A, et al：Outcome of Basic Body Awareness Therpay. A randomised Controlled Study of Patients in Psychiatric Outpatient Care. *Advances in Physiotherapy*, 5：1-10, 2003.
39) Gyllensten AL, et al：Long-term effect of Basic Body Awareness Therapy in psychiatric outpatient care. A randomized controlled study. *Advances in Physiotherapy*, 11：2-12, 2009.
40) Catalan-Matamoros D, et al：A pilot study on the effect of Basic Body Awareness Therapy in patients with eating disorders：a randomized controlled trial. *Clin Rehabil*, 25 (7)：617-626, 2011.
41) Fjellman-Wiklund A, et al：EMG trapezius muscle activity pattern in string players：Part II-Influences of Basic Body Awareness Therapy on the violin playing technique. *International Journal of Industrial Ergonomics*, 33：357-367, 2004.
42) Eriksson E, et al：Effects of Body Awareness Therapy in Patients with Irritable Bowel Syndrome. *Advances in Physiotherapy*, 4：125-135, 2002.
43) Eriksson E, et al：Body Awareness Therapy：A new strategy for relief of symtoms in irritable bowl syndrome patients. *World J Gastroenterol*, 13 (23)：3206-3214, 2007.
44) Malmgren-Olsson E-B, et al：Comparative outcome study of Body Awareness Therapy, Feldenkrais and conventional physiotherapy for patients with nonspecific musculoskeletal disorders：changes in psychological symptoms, pain and self-image. *Physiotherapy Theory and Practice*, 17：77-95, 2001.
45) Steihaug S, et al：From exercise and education to movement and interaction. Treatment groups in primary care for women with chronic muscular pain. *Scand J. Prim. Health Care*, 19：249-254, 2001.

46) Steihaug S, et al："I am allowed to be myself"：women with chronic muscular pain being recognized. *Scand J. Public Health*, 29：1-7, 2002.

47) Mattsson M WM, et al：Body awareness therapy with sexually abused women. Part 1：Description of a treatment modality. *Journal of Body Work and Movement Therapies*, 1（5）：280-288, 1997.

48) Mattsson M WM, et al：Body awareness therapy with sexually abused women. Part 2：Evaluation of body awareness in a group setting. *Journal of Body Work and Movement Therapies*, 2（1）：38-45, 1998.

49) Gard G：Body Awareness Therapy for patients with fibromyalgia and chronic pain. *Disability and Rehabilitation*, 27（12）：725-728, 2005.

50) Gyllensten AL, et al：Interaction between patient and physiotherapist. A qualitative study reflecting the physiotherapist's perspective. *Physiotherapy Research International*, 4（2）：89-109, 1999.

51) Gyllensten A, et al：Interaction Between Patient and Physiotherapist in psychiatric Care-the Physiotherapist's perspective. *Advances in Physiotherapy*, 2：157-167, 2000.

52) Gyllensten AL, et al：Reliability of the Body Awareness Scale-Health. *Scand J Caring Science*, 18：1-7, 2004.

53) Gyllensten A, et al：Understanding body awareness-a model of embodied identity. *Physiotherapy Practice*, 26（7）：439-446, 2010.

54) Johnsen RW, Råheim M. Feeling more in balance and grounded in one's own body and life. Focus group interviews on experiences with Basic Body Awareness Therapy in psychiatric healthcare. *Advances in Physiotherapy*, 12（3）：166-174, 2010.

55) Skjærven LH, et al：Basic elements and dimensions to quality of movement-a case study. Journal of Bodywork and Movement Therapies, 7（4）：251-260, 2003.

56) Skjærven L, et al：Greek Sculpture as a Tool in Understanding the Phenomenon of Movement Quality. *Journal of Bodywork and Movement Therapies*, 8（3）：227-236, 2004.

57) Kvåle A：Measurement properties of a Global Physiotherapy Examination in patients with long-lasting musculoskeletal pain. Bergen University, 2003.

58) Kvåle A, et al：Sensitivity to Change and Responsiveness of the Global Physiotherapy Examination (GPE-52) in Patients With Long-Lasting Muskoloskeletal Pain. *Physical Therapy*, 85：712-726, 2005.

59) Kvåle A：The Global Physiotherapy Method (GPE-52) and the Compehensive Body Examination (CBE) -similarities and differences. In：report OUC-H, editor. Aspects of psychiatric and psychosomatic physiotherapy. Oslo, Noway：Oslo University College, 61-76, 2010.

60) Øien AM, et al：Narratives of embodied experiences. Therapy Process in Norwegin Psychomotor Physiotherapy. *Advances in Physiotherapy*, 9（1）：31-39, 2007.

61) Ekerholt K, Bergland A：Breathing：A Sign of Life and a Unique Area for Reflection and Action. *Physical Therapy*, 88（7）：832-840, 2008.

62) Probst M, et al：Body Attitude Test for patients with an eating disorder：psychometric characteristics of a new questionnaire. Eating disorders：*The Journal of Treatment and Prevention*, 3：133-145, 1995.

63) Probst M, et al：Body composition of anorexia nervosa patients assessed by underwater weighing and skinfold-tickness measurements before and after weight gain. *American Journal of Clinical Nutrition*, 73：190-197, 2001.

64) Probst M, Pieters G, Vanderlinden J. Evaluation of body experience questionnaires in eating disorders (in female patients AN/BN) and non-clinical subjects. *International Journal of Eating Disorders*, (41) 7：657-665, 2008.

65) Knapen J, et al：State anxiety and subjective well-being responses to acute bouts of aerobic exercise in patients with depressive and anxiety disorders. *British Journal of Sports Medicine*, 43（10）：756-759, 2009.

66) Knapen J, et al：Study on the association between severity/recovery of depression and severity/recovery of gross motor retardation. *International Journal of Psychosocial Rehabilitation*, 16（2）：12-21, 2011.

67) Van de Vliet P OP, et al：Assessing the additional impact of fitness training in depressed psychiatric patients receiving multifaceted treatment：a replicated single-subject design Disability Rehabilitation, 25：1344-1353, 2013.

68) De Herdt A, et al：Social anxiety in exercise participation in psychiatric patients：An explorative multicentre study. Depression and Anxiety, in press 2013.

69) Vancampfort D, et al：A systematic review of correlates of physical activity in patients with schizophrenia. *Acta Psychiatrica Scandinavica*, 125（5）：352-362, 2012.

70) Brunner E, et al：Can Cognitive Behavioural Therapy based Strategies be integrated into Physiotherapy for the Prevention of Chronic Low Back Pain？ A Systematic Review. *Disability and Rehabilitation*, 35（1）：1-10, 2013.

WHO Regional Office for Europe（2012）. Health 2020：a European policy framework for supporting action across government and society for health and well-being. In：62nd Regional Committee for Europe, WHO/Europe, Malta.

（Liv Helvik Skjærven・Monica Mattsson）
（翻訳：山本大誠・奈良　勲）

2章

心理・精神領域の理学療法における基礎理論

1. 感情が理学療法に及ぼす影響
2. 理学療法介入に際した痛みの心理学的捉え方と対応

1 感情が理学療法に及ぼす影響

感情と理学療法

筆者は数年前に「理学療法は，感情をどのように扱ってきたのでしょうか」という一文を雑誌に載せた[1]．理学療法は治療者である自分の感情と同時に対象者の感情に注意を払わなければうまくいかないと思うようになっていたからである．

理学療法における治療者と対象者の感情は複雑である．例えば，あなたが対象者から「理学療法のやり方を変えてほしい」と言われた時，その対象者が理学療法に熱心な人なのかどうか，あなたは主観的経験から評価（認知）し，結果として，肯定（陽性）感情や否定（陰性）感情が生じる．そして，感情と認知の間に不協和が生じることがあったり，さらに生じた感情のまま行動したり，あるいは生じた感情と行動の間に不協和が生じたりする．この場合，感情の抑制をするのは，治療者に委ねられる．目の前の出来事には何の意味もなく，その出来事に意味をつけるのは治療者自身であるからである．

しかし，感情は人を動かすためには大切なものである．感情に呼びかけることで人は動く．感動することによって，こころとからだが揺すぶられる．豊かな感情の交流は，基本的臨床態度であり，行動を変容させると思える．「認知→感情→行動」，あるいは「感情→認知→行動」の連鎖の中における感じ方や考え方で能動的な運動療法や日常生活活動練習（行動）を効果的に変化させることが可能であるといえる．

感情は社会構成体の一つであり，感情は社会によって左右されるとする社会的構築主義がある．葬式で楽しむ者はおらず，結婚式で悲しむ者はいないことなどは，社会における感情規則である．理学療法士は，社会的構築主義による感情規則に基づいて自らの感情を管理し，対象者に適切な感情表示する感情的専門職であり，理学療法業務の中で感情管理をいつも行っているのである．感情規則に縛られながら感情管理によって，いわゆる面従腹背などの表向きの表情をつくりながら医療を取り巻く様々な人間関係の中で感情を酷使して仕事を行っているといえる．そういった仕事は長期間の対人関係を基盤とするリハビリテーション医療では避けられないため，特定の感情をうまく処理するためのソーシャル・スキルが必要となる．

理学療法士は，行動に先行する感情（先行刺激）や，さらに行動の結果（後続刺激）から生起される感情を対象者に応じてみていくことが大切である．理学療法のプロセスの中で常に対象者に安心感を与えることは基本である．対象者の不安を理解し，理学療法を行うことによりその不安や悲しみが安心感や喜びに変容していくことは，理学療法の成果であるといえる．

転移・逆転移という感情

対象者と理学療法士との間には，お互いの感情が存在する．治療関係の中で対象者は理学療法士に心理的反応として陽性感情や陰性感情をもつことがある．これは転移とよばれる．逆に理学療法士が対象者に心理的反応として陽性感情や陰性感情をもつことがある．これを逆転移という．逆転移が治療関係の妨げにならないためには，感情のもとになっている互いの心理的背景や文脈を理解することが重要である．もちろん理学療法士は自

分自身に対する自己洞察を行っておくことが大切である．渡辺[2]は対象者に向いている自分の感情や無意識的な態度を振り返ることが逆転移の理解につながるとしている．

対応困難な事例は，スタッフ全員が共通の言語と文脈的認識を共有し，チーム内で検討し，対処することが望ましい．しかし，こういった事例は，担当者・対象者の個人の問題として隠されてしまうことが多く，なかなか事例検討にあがらない点にも問題がある．その場合，定期的なテーマとして問題提起し，職場内研修として討議すると，適切な対応の共通認識が得られ，職場内の活性化を図る上で効果的であると考える．

感情労働と理学療法

不特定な感情に振り回されるのが医療人（理学療法士）である．対象者の感情は生きてきた文脈や語られる物語の中に存在している．隠された感情，貶められた感情を見逃さないためには，よく聴き，態度，しぐさ，姿勢などをよく観察することが必要である．

Hochschild[3]は，感情労働とは，職務内容の一部としてクライエント（対象者）に特定の精神状態をつくりだすために，自分の感情を適切な感情状態や感情表現にする感情管理を行うこととし，感情労働が求められる職業として，①対面あるいは声による顧客との接触が不可欠であること，②それらの従事者は，相手の中に何らかの感情変化を起こさせなければならないこと，③雇用者は，研修・指導や管理体制を通じて感情労働者の感情活動をある程度支配することの3つの特徴をあげている．医療や福祉の現場で働く感情労働者にとっては，自分の感情の管理もさることながら，クライエントの感情管理を適切に達成することが第一義的な職務だということになる[4]．感情労働においては，職務上適切な感情というものが規定され，管理される．そして，感情労働者は自らの感情を手段として，クライエントの感情を対象に働いている．

筆者らの調査におけるリハビリテーション専門

表1 リハビリテーション専門職の感情労働の概念カテゴリー

- 感情規則・表示規則
- 感情演技
- 感情のマネジメント
- ポジティブおよびネガティブな感情表出による相手との相互作用
- 感情の不協和（内面の感情と感情表出の不一致）

職の感情労働は，①感情規則，表示規則，②感情のマネジメント，③ポジティブおよびネガティブな感情表出による相互作用，④感情演技を行っている，⑤感情の不協和から構成されることがわかった（表1）[5]．また，本調査において感情労働者であるリハビリテーション専門職が自己コントール（感情労働）を行って職務を遂行していることが確認された．そこには感情をアドミニストレーションする（感情を抑圧したり，隠したり）だけでなく感情をマネジメントする（感情を適切に表出，調整し，感情とうまくつきあっていく）ことが重要であるといえる．

感じるべき感情と感じている感情とが一致しない場合，つまり感情の不協和（emotional dissonance）が起こっている場合，感情管理を頻繁に継続的に行うことは非常に大きなストレッサーとなる．こうした場合，ストレス反応としてはバーンアウト，離職行動などが考えられている．感情労働をストレッサーとして，ストレス反応をみることが可能である．Grandeyの提示した感情調整の概念枠組み[6]を参考に，筆者らはヒューマン・サービス専門職の感情労働ストレスモデルの作成を試みた[7]．感情労働ストレスモデルを説明すると，感情労働がストレッサーとして働き，バーンアウト，離職行動，仕事満足がストレインとしてそれぞれポジティブ，あるいはネガティブに帰結する．その間にモデレータ(調整変数)としてソーシャル・サポート（特に組織内における上司によるサポート），社会的スキル（特にアサーションを含むコミュニケーション・スキル）などの環境的・個人的要因が影響を与えている．

ストレスそのものをなくすことは困難である．したがって，ストレスの緩衝にはモデレータの役割が大きいといえる．ストレッサーとストレイン

の因果関係の間に介入し，その介入する量の変化によって，ストレッサーがストレインに与える影響が違ってくる時，その介入するものがモデレータである．

理学療法士は，対象者と長期的・継続的な関係を保たなければならないため，感情労働は大きな負担となっていると考えられる．相手を援助し成長を促すことを必要とするような仕事においては，相手との信頼関係の構築・維持が重要になる．逆に相手や自分を偽る演技はかえって信頼関係を損ね，あるいは感情労働者の心理的ストレスの原因となり，その感情労働の質を阻害することになるといえる．

一般に感情労働はストレスフルな側面をもっているが，それが即ネガティブなストレッサーになるわけではない．感情労働を行う上で求められる能力は感情の知性（Emotional Intelligence：EI）である．感情の知性は，①感情の識別，②感情の利用，③感情の理解，④感情の調整・管理によって構成される[8]．これらの能力はそれぞれ独立しているが，補完的関係にある．4つの能力の関係性を利用し，総合的に活用することは，重要な問題を解決する可能性をもつ．社会的スキルの高いリハビリテーション専門職は，情意領域に関係する感情労働によって挫折せずに，ポジティブな帰結が得られ，さらなる労働の意欲やモチベーションを高め，キャリア形成を果たしているのではないかと考える．

相川[9]は，社会的スキルとは，対人場面において，個人が相手の反応を解読し，それに応じて対人目標と対人反応を決定し，感情を統制した上で対人反応を実行するまでの循環過程であると述べ，社会的スキルの生起過程モデルを提示している．菊池[10]は，社会的スキルの基本として聞く，会話する，質問するなどのコミュニケーション・スキルをあげている．理学療法士とクライエントとの関係の中では，お互いに感情のやりとりをある程度自由にできることが求められる．そのためには，コミュニケーション・スキルが重要である．感情労働を行うことは，感情管理による表層演技が必要である．奥村[11]は，他者といる技法としての表層演技の必要性を述べている．

組織にも感情があり，組織感情が温かく，個人の感情を上手に管理できる組織であれば個人の問題ではなく組織の問題として感情労働から生起するジョブストレスを緩衝できる[12, 13]．感情労働から生じる情緒的負担感を軽減するために組織からのサポートが重要であることが指摘されている．感情管理を個人だけに任せるのではなく組織として管理する体制も必要であるといえよう．

参考文献

1) 富樫誠二：理学療法と感情．理学療法ジャーナル，39（1）：68, 2005.
2) 才藤栄一・他（編）：リハビリテーション医療心理学キーワード．pp96-98，エヌ＆エヌパブリッシング，1995.
3) Hochschild, Arlie：The Managed Heart-Commercialization of Human Feeling. The University of California, 1983［石川 准，室伏亜希（訳）：管理される心感情が商品になるとき．世界思想社，2000］．
4) 石川 准：感情管理社会の感情言説—作為的でも自然でもないもの．思想，907：41-61, 2000.
5) 富樫誠二・他，：リハビリ専門職における感情労働とは何か．大阪河﨑リハビリテーション大学紀要，(5)：31-38, 2011.
6) Grandey, A. A：Emotion regulation in the workplace-Anew way to conceptualize emotion labor. J. Occup. Health Psychol, 5 (1), 95-110, 2000.
7) 富樫誠二，戸梶亜紀彦：ヒューマン・サービス職における感情労働研究概観．大阪河﨑リハビリテーション大学紀要創刊号：33-41, 2007.
8) David, R. Caruso：Peter Salovey［渡辺 徹（監訳）：EQマネージャー リーダーに必要な4つの感情能力，東洋経済新報社，2004］．
9) 相川 充：人づきあいの技術．pp100-138，サイエンス社，2000.
10) 菊池章夫，堀毛一也：社会的スキルの心理学．pp24-37，川島書店，1994.
11) 奥村 隆：他者といる技法—コミュニケーションの社会学．日本評論社，1998.
12) 高橋克徳：職場は感情で変わる．pp13-92，講談社現代新書．2009.
13) 高橋克徳・他：不機嫌な職場．pp187-201，講談社現代新書．2008.

（富樫誠二）

2章 心理・精神領域の理学療法における基礎理論

2 理学療法介入に際した痛みの心理学的捉え方と対応

痛みは理学療法で最も多く取り扱う主訴の1つであるにもかかわらず，客観的な評価が難しいという特徴がある．また，痛みを増減する要因が身体機能・構造にとどまらず，心理状態や他者との関係などの環境要因にも大きく影響されるため，様々な介入手法が存在する．ここでは，心理学的視点に焦点を絞り，特に認知行動療法による介入を紹介する．ただし，認知行動療法を行う際には，痛みを心理学的に理解し，対象者とのコミュニケーションスキルを身につけることも重要であるため，そのことにも言及する．

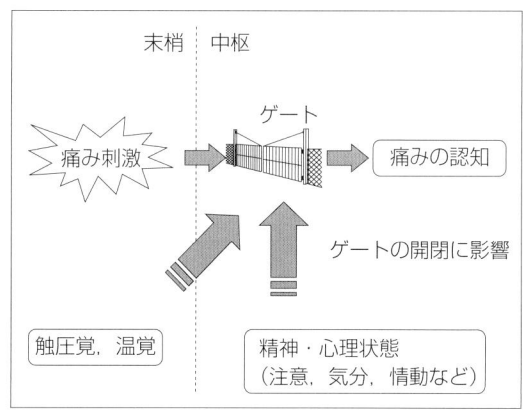

図1 痛みの認知とゲート・コントロール理論
（Melzack・他，1982，文献1，Boas，1982，文献2より）

痛みの心理学的捉え方

理学療法において，痛みに対する評価や対応がしばしば困難になる原因の一つに，痛みの感じ方が状況により変化することがあげられる．このことについては，MelzackとWallがゲート・コントロール理論として説明しており[1]，痛みが単に末梢の痛覚刺激によってのみ生じるのではなく，触圧覚や温覚などの他の抹消感覚受容器，さらには注意や気分といった精神・心理状態によって増減するとされている（図1）．

抹消の痛覚刺激の程度が痛みの表出の程度と必ずしも比例関係にないことは，痛みの行動分析学的評価[3]や痛みの多層モデル[2]でも説明できる．Loeser[3]によると，痛みは侵害受容，痛み知覚，苦悩，痛み行動の4層から構成されている（図2）．侵害受容とは侵害刺激により自由終末にある侵害受容器に電気的インパルスが生じることを指す．これが，複数のニューロンを経由して大脳皮質に到達した時に，痛みとして知覚される．そして，痛み知覚が引き起こした不安や抑うつなどの陰性感情が苦悩である．苦悩は，様々な言語的・非言語的表現および痛みを回避するための行動を引き起こす．痛みの評価指標であるVisual analogue scaleは，痛み行動を評価しているといえる．また，痛み行動は苦悩によって増悪するだけでなく，痛み行動の学習によっても増悪することがある．つまり，ストレスや疎外感がある状況で痛み行動が生じれば，他者からの理解などの報酬が得られることがある．このような行動の前後の変化によって痛み行動が学習され，増加することがある．

これらのことをふまえると，痛みが増悪する要因には生物学的な問題だけでなく，心理社会的な問題も少なからず含まれている場合があり，対応が求められる．

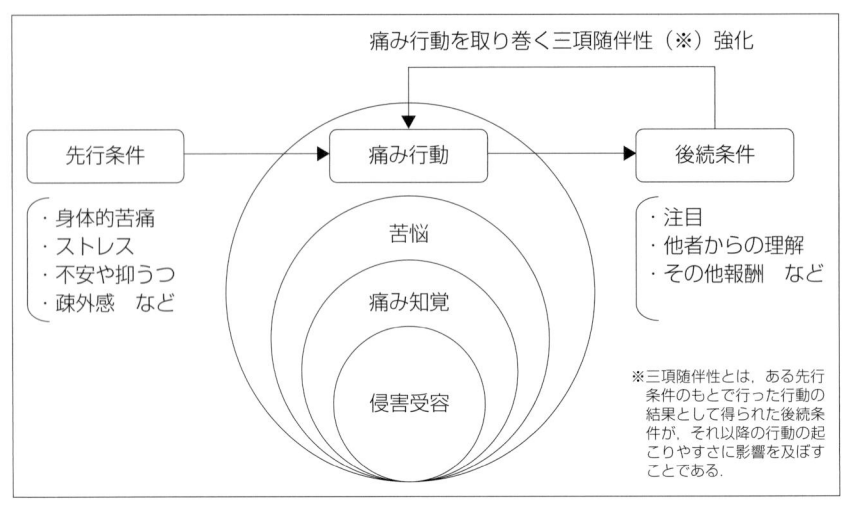

図2 痛みの多層モデルと痛み行動が強化される一例

(伊藤・他, 2008, 文献3より)

痛みと苦悩を聞き出す会話テクニック

　心理カウンセリングには，目的に従って会話を円滑に行うための技法がいくつかあるが，ここではマイクロカウンセリングの技法を**表1**にまとめて紹介する．臨床においてこれらの技法を使いこなすにはある程度の練習が必要であるが，常日頃から対象者との会話の文脈に注意を払い，「あのタイミングで相づちを打てばよかった」，「もう少し間を置けば，重要な話を始められたかもしれない」などと実践と反省を繰り返すことで，自然に使いこなすことができるようになる．

認知行動療法を用いた痛みの評価

　認知行動療法では，認知，行動，身体，感情（気分）に着目し，これらが個人の中でどのように相互作用しているかを分析する．ここでいう認知とは物事に対する考えやイメージ，行動とは身体を動かしたり活動したりすること，身体とは身体の感覚のこと，感情とは喜怒哀楽などの情緒のことである．

　例えば，交通事故で脛骨近位端骨折を受傷した

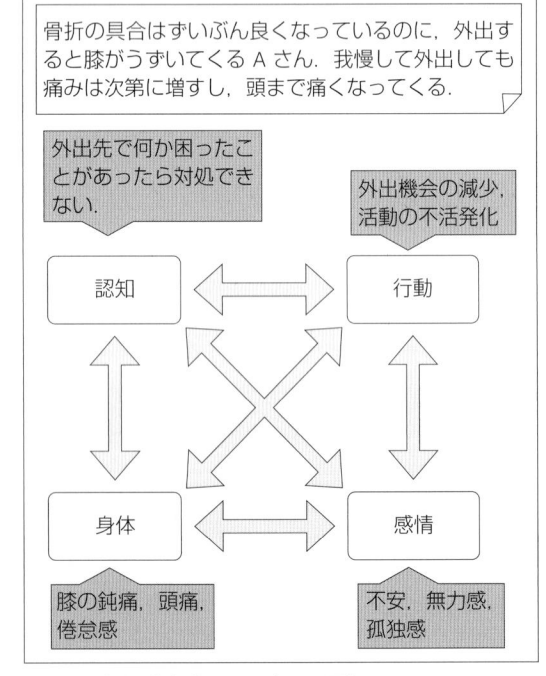

図3 認知行動療法による痛みの評価

対象者（Aさん）がいるとしよう（**図3**）．Aさんは，膝の関節可動域や筋力は日常生活に支障をきたさない程度に改善し，理学療法室での運動パフォーマンスは良好である．それにもかかわらず，外来で受診した際には，「外出すると膝がうずいてくる．それを我慢して外出しても痛みはしだいに増し，頭まで痛くなってくる」と訴える．Aさ

2 理学療法介入に際した痛みの心理学的捉え方と対応

表1 痛みと苦悩を聞き出す会話テクニック

会話技法の種類	特徴	会話の例
開かれた質問,閉ざされた質問	開かれた質問は,広く深く話を聞き出すメリットがあるが,効率よく聞き出せないデメリットもある.閉ざされた質問は,聞き手の意図に対する的確な返答を得られるメリットがあるが,話し手の意思を伝えきれないデメリットもある.	開かれた質問: 聞)膝はどんな感じで痛いんですか? 話)ずきーっとするような鋭い感じで,歩いてて急になるんです.すぐにおさまるんですけど,怖くて外出できません. 閉ざされた質問: 聞)膝の痛みは鋭い感じですか? 話)はい.そんな感じです. 聞)いつ痛みが出ますか? 話)歩いている時急に痛くなります.
最小限の励まし	相づちなど声に出すものからうなずき,視線や姿勢の変化など声に出さないものまである.話の内容を傾聴する態度を示し,思ったことを口に出しやすい雰囲気を作る.傾聴の基本になる.	話)やっぱり痛くて痛くて…. 聞)そうでしたか. 話)はい.じっとしていると楽なんですけど,少し動くと腰が痛くて,仕事になりませんでした. 聞)黙ってうなずく.
繰り返し	会話の最後の部分を繰り返すことで,話を続けるよう促す効果がある.全く同じ言葉を繰り返してもよいし,ある程度簡潔に言い換えて繰り返してもよい.	話)脚がしびれてなかったら,なんだってできるんですよ.運動だって別にやりたくないわけじゃないし. 聞)そうですね.運動をやりたくないわけじゃないですもんね. 話)そりゃそうですよ.私だって早く良くなりたいし,自分のことは自分でしたいですから.
言い換え	会話の内容を別の言葉で言い換えたり,焦点を絞ったりして言い換えることで,話を深く聞き出すことや,話の方向性を定めることができる.	話)腰は半年くらい前から痛かったように思います.でも,しばらく調子が良かったんですが,あ,でもそういえば何年も前から痛くなったり治ったりを繰り返していました.でも,今回みたいに全然動けなくなるほどじゃなくて,仕事には行けていたんです. 聞)随分前から腰が痛かったんですね.でも,今回のように痛くて動けなくなったことはないんですね. 話)そうです.今回は痛みの種類が違うんです.
感情の反映	言い換え技法と同じように会話の内容を別の言葉で表現する手法であるが,感情に焦点を絞って言い換える技法である.	話)なんか先週より痛みが強くなったような気がします.このままどんどん悪くなってくるんじゃないかと毎晩考えてしまうと寝つけなくなるんです. 話)痛みが悪化しているように感じて不安なんですね.
要約	言い換えや感情の反映に似ているが,さらに内容を整理して話し手に確認する技法である.話の内容が定まらない時に有効である.	話)もう,膝が痛いし腰も痛いし,なんか痛みがだんだん上に上がってきてるような.あ,ほら先生.この指のところ赤くなってるでしょう.靴擦れかしら.もう,足まで悪い. 聞)膝の痛みをかばっていろんなところに負担がかかっているんですね.

んに対して,運動機能に障害が残存していないか詳しく評価することは大切であるが,それでも外出時の膝の痛みを十分に説明できないこともある.こういう場合には,前項の会話テクニックを用い,Aさんの状態を心理面も含めて全体的に評価することで,介入計画を立てることができることもある.

認知行動療法による評価は以下の通りである.まず,Aさんは外出時の膝の痛みと頭痛,倦怠感を訴えている(身体).そしてさらに話を聞くと,この痛みや倦怠感のせいで,外出先で何か困ったことがあったら対処できないという思いを強く抱いている(認知).そのため,外出機会が減り,日常での活動が不活発になっている(行動).これらのことから,痛みに対する不安や外出さえもできないという無力感,自分一人だけ苦しんでいるという孤独感を抱くようである(感情).

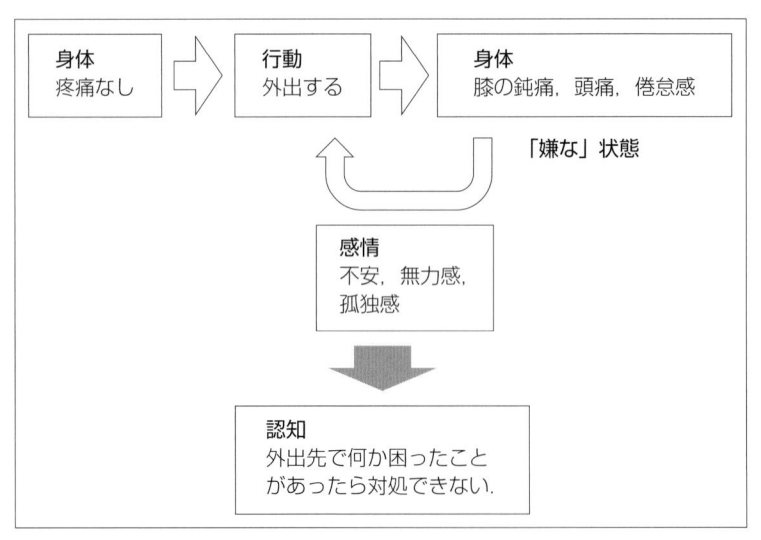

図4 行動に着目した状況の整理

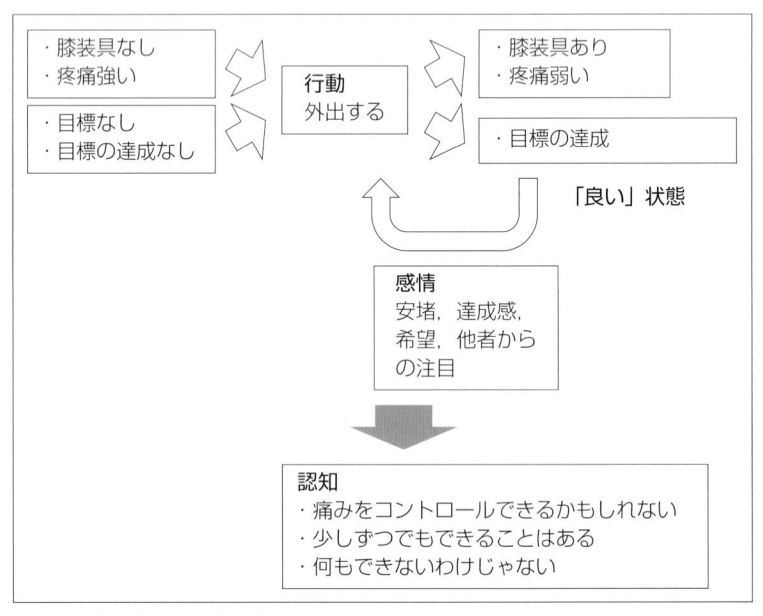

図5 行動療法による介入計画

認知行動療法に基づく行動介入

　認知行動療法の視点からAさんの痛みに関する諸要因を分析した後，次に介入の計画を立てる．この際，Aさん自身が認知，行動，身体，感情の各要因が関連し合っている状態であることを認識できることが望ましい．認知行動療法には認知に重きを置く介入手法と行動に重きを置く介入手法があり，認知，行動，身体，感情の各要因の関連を対象者自身で気づくよう促す方法は，認知に重きを置く介入手法である．

　しかし，理学療法の臨床では，高齢の対象者も多く，これらの関係を概念的に理解することが困難なことも少なくない．この場合，行動に重きを置く介入手法が有効である．行動に重きを置くことで，対象者が概念的に理解できなくても介入することができるからである．行動に重きを置く分析では，「外出する」という行動の前後で，痛み

の有無というように身体の状態が変化し，それにより不安や無力感などの嫌な（負の）感情が生じ，これが外出する行動を減らすことになる．こういう一連の経験の結果として，「外出先で何か困ったことがあったら対処できない」という認知が形成されている（図4）．

行動に重きを置く介入では，行動によって生じる嫌な（負の）感情を減らすよう，行動の前後の環境を調整する．例えば，膝装具や杖などの利用を勧め，疼痛の軽減を図るのも一つの方法である．また，外出するという漠然とした目標でなく，「週に3回は近所の○○という食料品店に買い物に行く」というような具体的な目標を立てることも，達成感という良い（正の）感情を増大させることに繋がるかもしれない．カレンダーやスタンプなどを使い，達成感を増やす工夫も可能である．こういう行動介入により，実際に外出する行動が増え，「痛みをコントロールできるかもしれない」，「少しずつでもできることはある」などというポジティブな認知が形成されれば，介入は成功である（図5）．

認知行動療法による介入については，他の刊行物[2,5]も参考にされたい．

痛みの認知行動療法は，理学療法士にとって重要な介入手段になり得る．しかし，その習得には認知科学，行動科学，基本的なカウンセリング技法など心理学の基礎を学ぶ必要がある．すべての理学療法士が心理学の基礎知識を身につけ，対象者の訴えを多角的に理解し，臨機応変に介入できるようになることを期待する．

参考文献

1) Melzack R, Wall PD：The challenge of pain. Penguin Books, 1982.
2) Boas R（eds）：Chronic low back paian. p146, Raven Press, 1982.
3) 伊藤俊一，鶴見隆正（編）：理学療法MOOK14 腰痛の理学療法．pp234-244, 三輪書店，2008.
4) 日本健康心理学会（編）：健康心理カウンセリング概論．pp5-67, 実務教育出版，2003.
5) 伊豫雅臣，清水栄司（監訳）：慢性疼痛の治療 治療者向けガイド．星和書店，2011.

〈甲田宗嗣〉

3章

領域別の心理・精神的対応

1. 脳卒中患者の理学療法における心理・精神的対応
2. がん患者の理学療法における心理・精神的対応
3. 神経難病患者の理学療法における心理・精神的対応
4. 関節リウマチ患者の理学療法における心理・精神的対応
5. 在宅生活者の理学療法における心理・精神的対応
6. 運動器・スポーツ領域の理学療法における心理・精神的対応
7. 内部障害領域の理学療法における心理・精神的対応
8. 小児の理学療法における心理・精神的対応
9. 認知症のある対象者の理学療法における心理・精神的対応
10. 器質性精神障害の理学療法における心理・精神的対応
11. 精神疾患患者の生活習慣に関する理学療法

3章 領域別の心理・精神的対応

1 脳卒中患者の理学療法における心理・精神的対応

脳卒中による障害の特性と心理面の概要

　多くの脳卒中患者は，人生後半の中高年で発症し，突然それまでの生活や仕事などができなくなる．対象者は急激な変化にショックを受け，戸惑いや混乱などが生じる．また，ボディイメージや自己概念をすぐに修正することは困難で，違和感や混乱が生じる．脳卒中の障害像は多彩であるが，片麻痺特有の歩容や下肢装具の使用，麻痺側上肢の屈曲肢位など左右非対称の姿勢は一目でわかる可視障害であり，それが人目を気にして閉じこもりがちになったり，劣等感が強くなり，自分を過小評価する要因ともなる（図1）．

　発症後3～6カ月までは麻痺の回復が認められ，障害に関する告知を受けていたとしても，時間が経てば良くなるのではないかと期待しがちである．また，日本人は右利きが多く，右片麻痺者の場合は，右手による食事（特に箸の使用）や書字などの希望が強い．対象者は回復を願う思いが強いほど過剰に期待し，やがて期待したように回復が認められないと，徐々にいらだちや失望感が大きくなり，うつ病の発症や希死念慮，自殺念慮につながることがあるので注意を要する．

　さらに，身体の不自由さに加え，失語症を合併して自己表出や意思疎通が困難な場合，対象者は自分の心情を理解してもらえなかったり，意思を伝えられなかったりと，孤立感・孤独感が高まりやすいと考えられる．また，家族や医療関係者との意思疎通で誤解や不一致が生じやすく，人間関係を悪化させる場合もある．加えて，脳卒中患者には高齢者が多く，認知機能の低下あるいは失語症などにより，理解力が低下している傾向にあり，円滑な理学療法・コミュニケーションに配慮を必要とする．高次脳機能障害では，家族にとって理解しづらい症状を多く呈する．家族が誤解していたり，周囲の理解が不十分な場合，対象者の回復を妨げる一因ともなるため，適切な理解を促す必要がある．

　脳卒中による片麻痺者は，身体機能の喪失だけでなく，主婦や経済的支柱としての家庭内の役割，職場や地域での役割や地位も失うなど様々な喪失を体験する．これらの喪失体験により自己の存在意義を見失い，自尊感情や自己肯定感は低下する傾向にあり，うつ病を発症することもある．また，対象者は何らかの不安，特に脳卒中の再発による症状の悪化あるいは経済面の不安などを抱えて生活することになるため，適宜支援が必要である．

時期別の対応例

　リハビリテーションの過程を急性期，回復期，生活適応（維持）期に分けて，心理面と理学療法での対応例について説明する．ただし，患者の性格・年齢・職業・生活歴・価値観などの影響もあり，障害受容や心理的経過は異なる．したがって，実際には各人の個人因子・環境因子を考慮した個別対応が必須である．また，多職種によるリハビリテーションチームで目標を共有し，連携する必要がある．

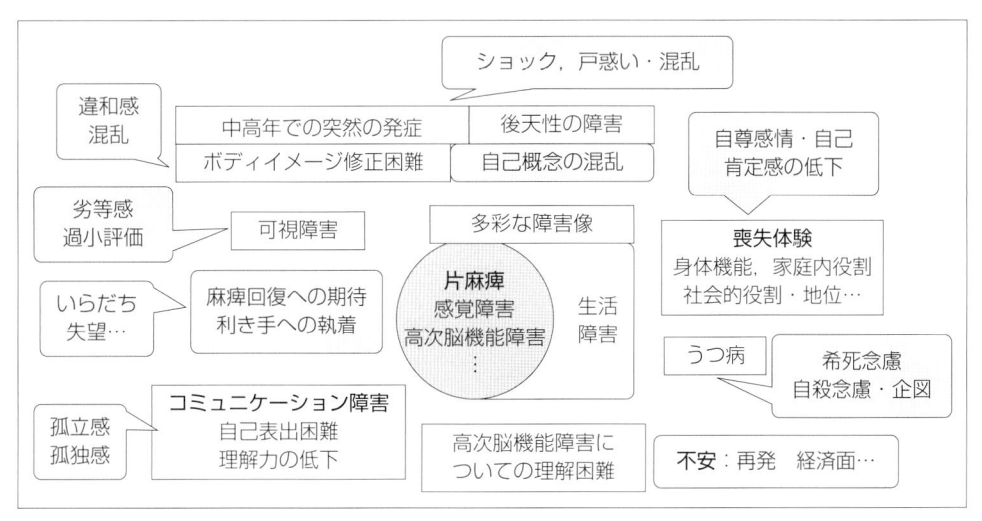

図1 脳卒中発症による障害の特性と心理面

1. 急性期：発症直後〜1カミ月

❶ 心理面

急性期では，全身状態に配慮しつつ，廃用症候群など二次的障害の発生予防や基本的な日常生活活動（Activities of Daily Living：ADL）の再獲得が急務となる．意識障害や通過症候群により，感情が鈍麻している場合もあり，ショックを受けていても，自分に起こったことが他人事のようであまり不安を感じていないこともある．また，漠然とした不安はあっても，時間が経てば良くなるのでは，と実際の深刻さには気づいていない場合もある．対象者は医師からの病状説明を十分理解できないことも多いので，対象者がどの程度現実を理解しているのかについて情報収集しながら慎重に対応する必要がある．

一方，家族も対象者の発症によってショックを受けて動揺している．対象者の障害および障害のある対象者を受け止めるには，相応の時間を要する．現実的には，対象者がそれまで担っていた家庭内の役割を誰かが担わざるを得なくなり，多くの場合は混乱を生ずる．

❷ 理学療法での対応

1）基本的対応：支持的・受容的態度を基本として，信頼関係を築き，理学療法への円滑な導入を促す．ただし，強い依存関係や一人での抱え込みは患者の心身両面の自立を妨げ，トラブルの要因ともなるので，適度な距離感を保ち，情報はリハビリテーションチームで共有して迅速に適切な対応ができるようにする．同様に家族とも信頼関係を築き，患者の疾病や障害に関する情報提供などをして理解を促す．また，家族の生活の安定が，対象者・家族の心理面の安定，ひいては対象者に対するより良いサポートにつながるので，必要に応じて地域のソーシャルサポートと連携して支援を検討する．

2）初期評価および練習時の注意：初期評価の諸検査は，麻痺の程度やできない動作など自分の現実を思い知らされる場面でもある．また，感覚や高次脳機能障害などの検査では，患者自身が気づいていなかった症状を自覚する機会でもあり得る．自分の障害を知ることは必要だが，急性期では直視できないことも多く，過剰にネガティブな感情を強めないよう対象者の表情などを注意深く観察しながら実施する．なお，急性期の対象者は心身両面の耐久性が低いことも多く，検査内容や練習方法を吟味して実施する．練習場面では，失敗体験を積み重ねさせることのないように配慮しながら，身体の両側の活動を高めて左右の統合やボディイメージの修正を促し，姿勢の改善や動作獲得に結びつける．対象者はできなかった部分に

のみ注目しがちなので,「○○まではできましたね」「○○すればできますね」などできている部分やできそうなことに着目し,残された機能や今後獲得できる機能・動作などがあることを伝え,失った機能にとらわれないよう促す.

2. 回復期:発症1〜6カ月

❶ 心理面

回復期では,麻痺の回復に伴い,「このまま元通りに治るのではないか」と願望・期待を抱きがちな時期でもあると同時に,いよいよ発症後の以前とは異なる自分自身の現実を直視せざるを得ない時期である.医師からの告知に納得できず,回復に執着したり,疾病や障害を否認して理学療法に拒否的な態度をとる場合もある.内心は回復に不安も感じているが,「自分だけは例外だ」と思いたい心境である.ただし,麻痺の回復は徐々に認められなくなり,動作が自立したとしても発症前とは違い,100%の回復は難しいという現実を否定しきれなくなってくる.「なぜ自分が…」という不合理さ,やり場のない悲しみ,怒り,いらだちの矛先が自分自身に向くと,絶望感や無気力などが生じてうつ状態やうつ病を引き起こすこともある.逆に種々の感情が外に向かうと,攻撃的な態度や拒否を示す.

上記の状態が続く場合もあるが,ADLの改善に伴い,成功体験を通じて自己達成感が高められ,自尊感情および障害の受容にも好影響を及ぼす[1].また,時間的な経過の中で同病者との関わりも増え,それまで自分だけに向いて狭くなっていた視野が拡がり,自分の障害を客観的にとらえられるようにもなり始める.障害とともに生活する新たな自分のイメージをもつことができれば,退院後の生活に対する不安も軽減でき,自己概念の再形成が促される.

❷ 理学療法での対応

1) 基本的対応:うつ状態や攻撃的な態度の対象者に対しては,強く励ます,あるいは強い口調でいさめても逆効果であり,支持的・共感的態度で話を傾聴し,つらい心情を受け止める.ピアカウンセリングは有用なので同病者との交流の場を設け,疾病や障害に関する理解を深め,立ち直りのきっかけをつかめる機会を提供する.障害の程度やADLの自立度とは関係なく,障害を受け容れるのは容易でないこと,失語症などで自己表出できない,あるいは故意に表出しない患者もいることを念頭に置き,先入観をもたずに表情や態度など非言語的な情報の収集にも心がける.また,リハビリテーションチーム内で情報を共有し,うつ状態などを早期発見して対応する.

2) 障害の適正な理解を促す:医師からの告知を頭で理解できたとしても,自分のこととして受容するには時間を要する.ただし,対象者の障害を本人や家族が適正に理解することは,退院後の生活や今後の人生を現実的に考えるための重要な基盤として必要である.また,障害に関する誤解が大きくなると,リハビリテーションにおける目標の共有や理学療法の実施が難しくなり,医療不信やスタッフとの人間関係悪化の要因ともなる.したがって,障害の理解に誤解がある場合は,リハビリテーションチーム内の適任者が時機を見計らって修正を図る.医学用語や専門用語は,対象者には理解しづらいため,図表や平易な言葉で記載された書面を利用するなど配慮する.対象者は「何もできなくなった」と障害を過大視することが多いので,できることや残された機能も含めて,自分の障害を適正に認識できるように情報を提供する.逆に自分の障害を過小評価する場合もあり,疾病否認がその端的な例だが,このような場合は危険な行動に対するリスク管理が必要となる.また,対象者本人の理解が難しいケースでは,家族に対して重点的に説明する.

3) ADLの改善〜生活の再構築:麻痺の回復や動作の再獲得が可能な時期であり,最大限ADLの改善を図る.右片麻痺者で利き手交換が必要な場合は,対象者の心情に留意してプログラムを検討する.自立が難しいと予測される部分は,対象者・家族と相談しながら退院先の生活環境の調整なども検討し,実生活での心身の負担軽減を図る.また,シミュレーションでの練習や試験外泊を実施し,退院後の生活へスムーズに移行できるよう支

援する．この他，退院後の生活で予想される不安の軽減を図る．例えば，脳卒中の再発に対する不安については，服薬による血圧のコントロール，栄養指導・運動指導などで解消・軽減を図る．

4）役割・生きがいの再獲得準備：今後の人生の質（Quality of Life：QOL）を念頭に置き，対象者の家庭での役割や職業，趣味・生きがいなどについて情報収集し，再獲得に向けて生活環境調整なども含め，可能な範囲で対応する．発症前の役割や職業復帰が困難な場合は，部分的にでも関与できないか（例えば実務以外の指示や相談役など），他に可能な役割はないかなどを検討する．何らかの役割を担い，人に必要と思われることで，家庭内での居場所や自分の存在意義をもてる．たとえ生活の自立が困難になっても，コミュニケーションが可能であれば話し相手や相談役が可能であり，少なくともその人の存在そのものが家族のよりどころになるケースもある．

3. 生活適応（維持）期：発症6カ月以降

❶ 心理面

生活適応期は一般的には退院して自宅や老人保健施設などで生活し，病状・障害ともに安定化する時期である．入院時と異なる一般社会の厳しい現実に直面して気持ちが揺れ動き，落ち込んだり，劣等感が強くなったりする．例えば40～50代の男性の復職は難しく，家庭内の役割や社会的地位の喪失感は大きい．女性は家事を部分的に担当するなど比較的役割を見つけやすいが，発症前の家庭内・社会的役割が十分にできなくなることが多く，うつ病などの発症に注意が必要である．時間経過とともに徐々に障害を自分の一部として受容し，新たな役割や生きがいを見つけて，前向きな気持ちで生活できるようになれば理想的だが，いったん前向きな気持ちになれても，何らかのささいなきっかけで逆戻りすることもある．

❷ 理学療法での対応

1）退院後の生活の再構築・安定化：退院後は病院と環境が違い，自立していた活動・動作に介助が必要になることも少なくない．安心して生活できることが，心理面の安定にもつながるので，家族または退院先や地域の関係者に生活のフォローアップを引き継ぎ，必要であればADLの再指導や物理的環境・人的環境などを再調整する．

2）役割・生きがいの確立：入院時に想定していた退院後の役割や生きがいが，日々の生活の中で再獲得されているかを確認する．実現していない場合は，阻害因子を検討する，あるいは別の役割や生きがいを一緒に考えるなどして，QOL向上を目指す．

脳卒中後うつ病および希死念慮・自殺念慮

脳卒中患者において，発症頻度が比較的高いうつ病と注意が必要な希死念慮・自殺念慮について説明する．脳卒中後に生じるうつ病は脳卒中後うつ病（Post Stroke Depression：PSD）とよばれ，脳損傷による器質的な要因に加え，脳卒中を発症したことによる反応性（心因性）や内因性うつ病の顕在化などが複合的に引き起こされる[2]．PSDは脳卒中患者の30～50％に合併する最も頻度の高い精神疾患で，発生は発症2～3カ月後と2～3年後の2回のピークがある[3]．抑うつ気分や希死念慮が前面に出ないこともあり，食欲低下，不眠，頭痛などの身体症状や意欲・自発性の低下などの症状が認められる場合，早期の対処が必要である．PSDに対する適切な治療がリハビリテーションを促進させ，生命予後にも好影響をもたらす．薬物療法やピアカウンセリングが有効なほか，家族の対応が影響するので，家族に対する教育も重要である．なお，類似した症状に自発性の低下を主体としたアパシー（無感情）がある．PSDと混同されやすいが，うつが自己の状態に悩むのに対して，アパシーでは自己の状態に無関心で悩まないことが特徴である[4]．

希死念慮と自殺念慮は，うつ病やうつ状態に伴って生じやすくなるが，理学療法に積極的・協力的で一見深く悩んでいるように見えない患者でも，希死念慮や自殺念慮を抱いている場合がある．

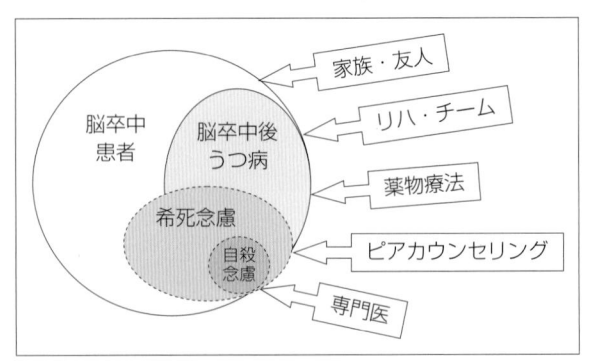

図2 脳卒中後うつ病に対する対応

岡本ら[5]によれば，希死念慮は外来通院中の脳卒中患者50名中21名（42％），自殺念慮は9名（18％）にあった．希死念慮と年齢・性別・職業，機能障害・能力障害の間で有意な関係は認められず，同居家族がいると希死念慮が少ない傾向となり，自殺念慮は独居者で有意に多かった．希死念慮は家族や友人，医療関係者の励ましなどで克服する可能性があり，対象者の心理状態をを的確に把握し，家族背景を確認して対応する必要性がある．

PSD，希死念慮・自殺念慮ともに，徴候を見逃さないように表面的な言動だけでなく，表情や態度など非言語的な情報や他部門の情報も併せ，リハビリテーションチームで情報を共有して総合的に判断するが，必要に応じて迅速に専門家と連携し，適切な処置を講ずる（**図2**）．

参考文献

1) 外里冨佐江・他：在宅脳卒中後遺症者の心理的適応の構造．作業療法，25（1）：60-68，2006．
2) 加治芳明，平田幸一：Post Stoke Depression 発症のメカニズム．成人病と生活習慣病，37（4）：436-441，2007．
3) 新井雅信，山川百合子：脳卒中後うつ病の予防の可能性．成人病と生活習慣病，37（4）：472-476，2007．
4) 木村真人：脳卒中後うつ病の診断と治療．綜合臨床，59（5）：1273-1277，2010．
5) 岡本五十雄・他：脳卒中後の「希死念慮」機能障害，能力障害，社会的不利，QOLなどとの関係．作業療法ジャーナル，36（3）：221-227，2002．
6) 藤田和弘，福屋靖子：最新介護福祉全書第9巻　障害者の心理と援助　第3版，pp106-120，メヂカルフレンド社，2005．
7) 渡辺俊之，本田哲三：リハビリテーション患者の心理とケア．医学書院，2000．
8) 才藤栄一・他：リハビリテーション医療心理学キーワード．エヌ＆エヌパブリッシング，1995．
9) 保坂 隆：リハビリテーション心理学．p343，現在のエスプリ，1996．

（藤田智香子）

3章 領域別の心理・精神的対応

2 がん患者の理学療法における心理・精神的対応

今日では，がん患者に対するリハビリテーションが広く啓発され，すべての治療過程（予防・回復・維持・緩和期）に対して一人ひとりが抱える多様な運動障害，疼痛，体力低下，QOLに関わることが多くなった．さらに，原疾患の進行や手術・放射線・化学療法により生じる多彩な症状や対象者自身が受ける心理的問題は特有であり，対象者は治療・治癒への不安，疼痛，治療中の嘔気，倦怠感などの副作用や活動性の低下，退院後は自宅での生活や社会復帰の問題，そして再発への不安と，長期にわたって身体・心理的にストレスが生じている．そういった状況の中で，理学療法士が，障害受容のプロセスや死への過程に関わったり，予後不安などに対する心理面のアプローチの対応を余儀なくされる場合も増えている[1,2,3]．

がん治療と症状の理解について

1. がん治療の理解

現在，がん治療では，手術・放射線・化学（抗がん剤）治療が三大療法として確立されており，あらゆるがんに対してそれぞれを組み合わせて，より良い効果を求める取り組みがなされている．これらの治療法は医師からの情報をもとに対象者と家族が決定する．より良い人生のために対象者と家族が選択したことを医療者側が尊重することが大切である．現在のところ医学的に有効性を認められたがん治療には副作用（有害事象）が生じ，少なからず身体へのダメージを伴うことを理解しておく必要がある．

2. 特徴的な症状

❶ がん悪液質

がん悪液質は，主に終末期に生じる特異な栄養状態で，種々の原因で糖質・蛋白質・脂質の代謝異常をもたらし，電解質異常（低アルブミン血症）・全身浮腫・漸進性な体重減少・貧血などをきたす．飢餓では，脂肪分解が主となるが，悪液質では脂肪のみでなく蛋白質分解が過度に亢進するため筋肉量が減少してしまう（図1）[4,5]．

❷ がん性疼痛

がん性疼痛は，私たちが日常生活で体験する痛みとは異なる特徴があり，その成因，機序としては，がん浸潤による痛み（70%），がんの治療に伴う痛み（20%），その他の痛み（10%）に大別される．がんに伴う体の痛みのほとんどは，鎮痛薬を適切に使うことで対処できる．以前は，モルヒネについて，「習慣性・依存性がある」，「だんだん効かなくなる」，「死期を早める」といった誤解や偏見があったが，基本原則を守った投与を行う限り，薬物依存症はほとんど発生せず，多臓器転移などの進行例でもすぐれた除痛効果が得られることなど，正しい理解が広まってきている（表1）[2,6]．

❸ 全人的苦痛とは

がんの痛みを全人的苦痛（total pain）と捉えた場合，「身体的痛み：physical pain」，「精神的痛み：psychological pain」，「社会的痛み：social

図1 悪液質の骨格筋への影響

- がん悪液質＝骨格筋機能低下の悪循環

腫瘍壊死因子（TNF）・インターロイキン6（IL-6）などのサイトカインが骨格筋の蛋白分解を増加させる

⬇

骨格筋は萎縮し筋力や筋持久力が低下する

⬇

安静臥床は筋骨格系のさらなる機能低下をもたらす

- 悪液質と廃用の悪循環の阻止が必要
  ⇒低負荷頻回の運動で廃用予防に努める

（赤水, 2008, 文献4, 渡邊, 2006, 文献5 より）

表1 がん性疼痛の成因，機序

がんの浸潤による痛み（70%）	軟部組織の圧迫：腫瘍による軟部組織の神経末端への刺激 骨の痛み：骨転移や腫瘍の骨への圧迫による骨膜の刺激 内臓への浸潤：消化管など内腔臓器への圧迫・閉塞 血管・リンパ管への圧迫・浸潤：組織での乏血，低酸素や炎症 神経への圧迫・浸潤
がんに関連した痛み（＜10%）	長期臥床に伴う褥瘡や関節拘縮などによる疼痛
がんの治療に伴う痛み（20%）	手術後瘢痕や神経切断後の痛み 化学療法や放射線療法による合併症
その他の痛み（10%）	免疫低下による感染症などによる痛み

（水口, 2005, 文献6 をもとに作成）

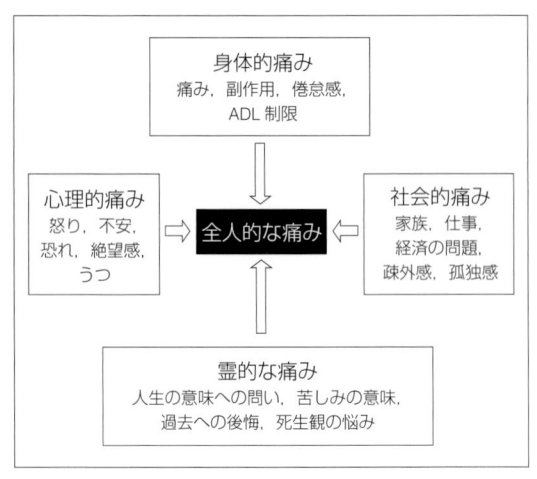

図2 全人的苦痛とは

- 身体的痛み：痛み，副作用，倦怠感，ADL制限
- 心理的痛み：怒り，不安，恐れ，絶望感，うつ
- 社会的痛み：家族，仕事，経済の問題，疎外感，孤独感
- 霊的な痛み：人生の意味への問い，苦しみの意味，過去への後悔，死生観の悩み

⇒全人的な痛み

（恒藤, 1999, 文献7 をもとに作成）

pain」，「スピリチュアルペイン：spiritual pain」の4つの因子が含まれる．スピリチュアルペインとは，終末期の，人生の意味や罪悪感・死への恐れなど死生観に対する悩みに伴う苦痛のことで，「私の人生は何だったのか」「生きている意味はあるのか」と思い詰めることで，「霊的な痛み」とも解釈される．つまり，対象者自身の人生の否定，価値観の否定，そして最終的には存在自体を否定されることに起因する，抑うつ，不安，怒り，いらだち，諦めなど，すべてがスピリチュアルペインといわれる．人間の尊厳などを視野に，薬や社会制度などで取り除けないこの痛みを理解することが重要である（図2）[2, 7]．

理学療法介入に際するポイント

1. 対応の基本

理学療法介入は，対象者と対面して，表情や応答を観察することから評価が始まる．病態について不安になっている対象者から様々な質問を受ける場合があるが，不用意な発言はしないように留意しながら傾聴する．また，説明時には家族が同席していることが望ましい．

2. 理学療法施行上の留意点（表2）

❶ 自律感を大切にする

対象者に起き上がり，立ち上がりなど，自分で動作ができたという自己コントロール感をもたせることを主にした動作の支援は，本人の達成感が得られやすい．そのためには動作能力を正しく評価し，適切な介助方法を模索する．

❷ 失敗経験をさせない

対象者に無理な動作や，配慮のない移乗介助を行うと，不本意な痛みを誘発してしまう場合があ

表2 理学療法介入時のポイント

① 自立感を大切にする.
② 失敗経験をさせない.
③ 対象者の状態を把握する.
④ 移乗・移動方法を確保する.
⑤ できる限り離床を支援する.
⑥ 素直に褒める.
⑦ 安心感を与える.
⑧ 痛み閾値を上げる工夫をする.

(増田, 2008, 文献1をもとに作成)

る. 対象者は痛みに対して敏感になっており, 不信感を覚えると, 以後の介入を拒否されてしまうことがある. 痛みに限らず, 移動・移乗介助時に, 膝折れなどの怖い失敗体験を与えてしまうと, 動作に自信がなくなり自発性の低下を招く場合もある.

❸ 対象者の状態を把握する

対象者は一見元気でも予想より体力がなく, 1日の中でも体調が変動する. 病棟で入浴や清拭ケアを行うと, それだけで活動エネルギーが消耗してしまう場合が多い. そのような時は, 介入の前に理学療法プログラムを組むなど, 病棟とその日の処置や治療のスケジュールを把握して, 効率よく介入できるタイミングを見つけることも大切となる. また, 痛みや副作用が強い時期には, 関節拘縮予防やベッド上での四肢の自動運動など受動的理学療法を行い, 症状が安定している時期は, 歩行練習, 階段昇降などの体力増強運動を積極的に行い, 能動的理学療法を計画する. このタイミングを間違うと対象者にとっては一方的でつらい理学療法となってしまう (図3)[1].

❹ 移乗・移動方法を確保する

人間の尊厳として, 対象者は最後まで自立性を保ちたいという希望があり, 1歩でも2歩でも歩ける限りは自力でトイレに行きたいとの訴えが多い. この要望はどのような病期になっても変わらない. 安易にポータブルトイレなどを使用せず, 本人のニーズを重視して, 全介助に近い状態であっても歩行補助具などを工夫してトイレ移動を促す. 介助量が少ない補助具が確保できれば, 病棟で日々の介入を行っている看護師の負担軽減に

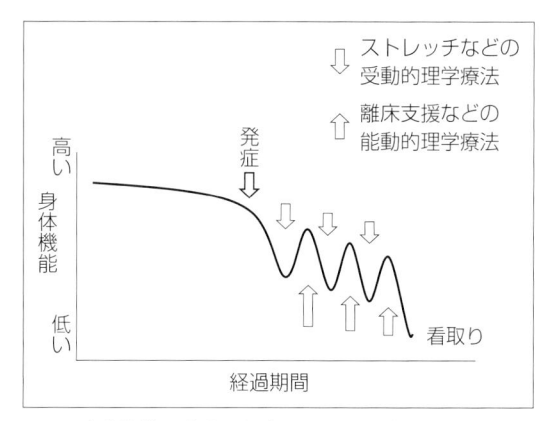

図3 身体機能の変化に対応した理学療法計画
(増田, 2008, 文献1をもとに作成)

もつながる.

❺ できる限り離床を支援する

易疲労, 倦怠感から臥床傾向にある対象者には, リスク管理をした上で, ベッドサイド対応ではなく介入時間が短くても理学療法室で行うのが望ましい. 離床支援としての意欲を高める観点もあるが, 理学療法室での, ピアサポート (peer support:同じ病気や障害をもつ者同士が交流することで共感的理解や実際的な適応方法を学び助け合うこと) の場としての役割や, 生活音 (ラジオや他者の会話) などにより, 一時的に治療からの解放感が得られ, 心理的に落ち着く対象者も多い.

❻ 褒める

対象者は過去の治療や検査結果について良くない知らせを聞かされているため, 気力が低下傾向にある. 院内環境では, 対象者が培ってきた人生の実績などが表面化せず, 身体機能面でも「褒められる」という体験が少ない. 対象者ができたこと, 例えば「ベッドの中で足を挙げられた」「起き上がれた」「つかまらないで立てた」など, 小さなことでも褒めることが大切である. また, 対象者にとっては"専門家に診てもらって大丈夫と言われた"という担保が心理的な支えとなる場合があり, チーム医療の中での理学療法士の専門性が意欲を活性化できることもある.

❼ 安心感を与える

対象者は，がん性疼痛と理学療法介入時の動作痛について混同している場合がある．がん細胞の悪化に伴う痛みではなく，運動による反応としての痛みは安全であることを説明して理解してもらうことは，介入を継続する上で大切になる．また，対象者は，つらい運動を極力避けたい気持ちがある反面，廃用症候群に陥ることも恐れている．自主トレーニングとして指導しても，ほとんどプログラムを実行してもらえない傾向があるが，理学療法士が訪室して一緒に運動すると拒否せずに行えることが多い．対象者に寄り添うことによって安心感を与えられることもある．

❽ 痛みの閾値を上げる工夫をする

痛みの閾値を低下させる因子としては，不快感，不眠，疲労，不安，恐怖，怒り，悲しみ，抑うつ，倦怠，孤独感，社会的地位の喪失などがあり，痛みの閾値を上げる因子としては，鎮痛剤，抗不安剤，他の症状の緩和，睡眠，休息，人とのふれあい，創造的活動，緊張感の緩和，不安の減退，気分の高揚などがある．これらの事項に留意して，理学療法士が対応するプロセスで痛みの閾値を上げるべく努力することが望まれる（**表3**）[8]．

表3 痛みの閾値に影響する因子

【低下させる因子】	【上昇させる因子】
不快感	鎮痛剤
不眠	抗不安剤
疲労	睡眠
恐怖	休息
怒り	周囲の人々の共感
悲しみ	理解
うつ状態	人とのふれあい
倦怠	気晴らしとなる行為
内向的心理状態	不安の減退
孤独感	気分の高揚
社会的地位の喪失	

(Twycross R, 2003, 文献8をもとに作成)

緩和ケアに関わる

対象者の病状が進行し，身体機能に対する機能的なアプローチが困難になった時，理学療法士がどのように関われば良いのかの判断がつかなくなる場合がある．実際の緩和ケアチーム内においても，理学療法士として，チームの中でどのように動いて良いのかわからないという問題も聞かれる．他の疾患への対応に時間をとられ，「緩和ケアチームで活動しろと言われても困る」という現状もあるだろう．緩和ケアチームに携わる理学療法士は少しずつ増えているが，それぞれの施設内における役割が多種多様である事実は否めない[9]．

1. 理学療法士に求められる役割

緩和ケアにおける理学療法は，それぞれの施設において取り組みが異なり，種々工夫して関わっているのが現状であるが，緩和ケアチームからリハビリテーション科への要望としては「外泊や在宅移行症例への身体・生活状況の評価と対策」，「リンパ浮腫管理」，「疼痛の評価と拘縮予防」などがある．そして，その実施に際して必要となるスキルとして「スピリチュアルペインに気付きチームで提供できる」，「一般がん治療やがんについての知識」，「チームでの情報伝達」などがあげられ，チーム医療の一員としての理学療法士の役割が期待されている．

2. 理学療法士の関わり

❶ 残存機能を活用できる方法を探る

理学療法士は，バイオメカニクスに基づき動作分析を行い，最小介助量で行える動作を探る．また，代償動作や福祉用具の活用，環境整備などを幅広く検討する．

❷ 喪失感の軽減（表4）

身体的苦痛とともに，終末期のがん患者が経験する様々な喪失感にも理解が必要となる．理学療法士の具体的な対応は，個々の症例により異なる

オーダーメイドの介入となるが，傾聴と共感が症状緩和に有効なこともある[10]．

❸ 家族への関わり

家族にとって病院での対象者の姿は，「体力が低下し苦痛のある状態」という印象が強く，しかもチューブ類やモニターが多数装着されており，「看病をしたいのにどのように手を出せばよいのかわからない」といった不安な状況下におかれる．その時に，「○○さんはこの運動ができるので一緒に行ってください」，「だるい部分はこのようにさすってあげてください」，「ベッド挙上は○°まで大丈夫ですよ」，「歩く時はこのように介助してください」と，具体的に家族が行える内容を指導するとよい．家族の役割としても満足でき，安心して身内に接することができる．

❹ 残された身内への思い出を残す

緩和ケアのチーム医療には，作業療法士が関わることも多い．例えば，一日一日を生きることの意味付けを支援するという立場で，絵を描いたり，陶器を焼くなど，対象者の趣味を活かすために手助けを行う．対象者が亡くなった後は，これらの作品が残された家族にとって貴重な記念の品となる．理学療法場面では，対象者の最大のパフォーマンスが引き出せることも多く，いつも病室では寝ている姿しか見ていない家族が，平行棒ですっと立てたことを見て感動されることがある．その後，その対象者が亡くなられても，その時に努力された身内の姿は，家族にとってはいつまでも思い出として残る．

緩和ケアの対象者や進行性疾患に対する知識・経験が不十分であると，対象者に何を提供すればよいのか，望ましい結果を出せるのかといった，「治せない負い目」が生まれてきてしまう．臨床経験を重ねることで解決能力は高まると思えるが，その時は自分の治療能力不足を感じ，目的意識も不安定になり，介入すること自体に陰性感情が芽生えてしまうこともある．よって一人で関

表4 身体的苦痛とともに，終末期に経験する様々な「喪失」

身体的機能	疼痛・全身倦怠感などの症状や体力低下などにより，身体が思うようにならない
社会的役割	仕事や家庭における（罹患以前の）役割が担えない，周囲に対する負担感
自立・自律	自分で自分のことができない，周囲に頼らなければならない
尊厳	外見の変容，排泄介助を受けることなど，自己イメージやプライドの傷つき
関係性	愛するものを残して逝かなければならない，つらさを理解されない孤立や孤独，拒否
未完の仕事	やり残した仕事がある，達成できない

（栗原，2004，文献10をもとに作成）

わっているのではなく，チーム医療として役割をもって関わっていることを認識し，自己の「心の健康」を崩さないように留意することも大切となる．

参考文献

1) 増田芳之：がん治療における理学療法の役割．PTジャーナル，42（11）：925-931，2008．
2) 増田芳之：慢性疼痛への理学療法・がん症例．PTジャーナル，46（2）：131-136，2012．
3) 辻 哲也・他（編）：がんのリハビリテーションマニュアル．pp23-37，医学書院，2011．
4) 赤水尚史：がん患者の栄養管理 がん悪液質の病態．静脈経腸栄養，23：607-611，2008．
5) 渡邊純一郎：化学療法〔辻 哲也・他（編）：癌のリハビリテーション〕．pp17-26，金原出版，2006．
6) 水口交信：痛みのアセスメントと診断．EB Nursing，5（2）：14-20，2005．
7) 恒藤 暁：最新緩和医療学．最新医学社，1999．
8) Twycross R：Introducing Palliative Care, 4th Ed. Radcliffe Medical Press, 2003.
9) Tookman AJ, et al.：Rehabilitation in palliative medicine〔Doyle D, Hanks G, et al.：Oxford Textbook of Palliative Medicine, 3 rd ed〕．Oxford University Press, 2005.
10) 栗原幸江：進行癌患者のサイコオンコロジー〔池永昌之，木澤義之（編）：ギアチェンジ 緩和医療を学ぶ二十一会〕．pp158-167，医学書院，2004．

（増田芳之）

3 神経難病患者の理学療法における心理・精神的対応

神経難病の代表的な疾病はパーキンソン病，筋萎縮性側索硬化症，脊髄小脳変性症などであり，いずれも進行性疾患ないしそれに準じる疾患である．本項では，神経難病の理学療法における心理・精神的対応について概説した上で，特に医療機関および在宅で接することの多いパーキンソン病への対応について述べる．

生命予後と心理・精神的対応

神経難病を有する対象者の生命予後は，緩徐に進行し，高齢者と同等な寿命を有するパーキンソン病から進行の早いタイプの筋萎縮性側索硬化症まで様々な幅がある．一般的には，緩徐に進行する場合は，身体的にも心理的にも時間の経過とともに進行しつつある状態を受け入れて対応することが比較的容易である．しかし，急速に進行する場合には，その変化について行けずに心理的に不安定となることも少なくない．

神経難病の理学療法における心理・精神的対応は疾病の進行と密接に関係し，特に生命予後が悪く，その告知を受けている場合には留意が必要である．また，比較的若い年齢での罹患は学業や仕事に悪影響を及ぼし，社会的な活動への参加に支障をきたすので，対象者の訴えをよく傾聴し，理学療法士として的確なアドバイスを行うことは重要である．さらに，対象者自身のみならず，対象者を取り巻く家族に病態・病状に対する正しい知識を伝えたり，どのように日常的に対応するかをわかりやすく指導したりすることが必要である．

神経難病に対する理学療法

1. 目標設定と注意点

神経難病では，各疾病の生命予後を踏まえ，かつより正確に機能的予後を把握した上で，理学療法の到達目標を設定し，運動機能改善・維持を対象者の心理状態を勘案しながら実施することが望ましい．運動機能の維持が心理的安定につながる場合には，対象者が希望することを行っても効果がなく，無意味であるといった医療者の安易な考えで対象者の希望を排除することは望ましくない．運動機能の維持に努力を払うことで対象者の心理状態が安定することも少なくない．短時間でも立位を保持することができるということで対象者が自身を基本的に価値ある存在であるとする感情が高まる．よって，対象者を尊重した上で話し合い，理学療法プログラムを選択する必要がある．例として，立位保持が介助下でしか可能でない筋萎縮性側索硬化症の対象者が立位保持練習を希望すれば，安全を管理した上で行うことも良い．やがて，対象者自身が立位保持を行うことが困難となれば，自身の残存運動機能を正しく認知し，無理に立位保持に固執することもなくなる．

しかし，対象者が医師からの診断告知の内容を受け入れられない場合や諸般の事情で対象者に告知されない場合の対応は難しい．対象者には医療者の行動や言動が理解できずに「私は歩けるようになるはずなのになぜ歩けるようにしてくれないのか」といったことを主張する場合もある．

2. 具体的な対象者指導・教育

　神経難病に罹患すると，日常生活で能力低下による困難に遭遇する．その際，どうすればよいのかわからずに不安が増大することがとても多い．代表的なものは，パーキンソン病ではすくみ足，筋萎縮性側索硬化症では基本動作の障害や咳嗽困難，脊髄小脳変性症では失調による歩行困難である．これらの問題には，対象者がこれらを実際に経験する，しないにかかわらず，理学療法士として予測しながら，具体的に解決策を指導することが重要である．例として，呼吸筋弱化を併発し，上気道炎に罹患した筋萎縮性側索硬化症の対象者は，夜間の喀痰喀出にとても不安を感じている．その際には，ご家族に咳嗽時の胸腔内圧を高めるための補助咳嗽法を指導すれば，直ちに不安は軽減できる．基本動作を行う際のコツの指導や，もちろん家屋の適切な改造も含まれる．

3. ストレスマネジメントとコーピングスキル

　自身が有する疾病やその障害によるストレスに対する自己マネジメントを考える上で重要なものにコーピングがある．コーピングには，情動焦点型，問題焦点型，逃避型に大別される．情動焦点型コーピングは回避や静観，気晴らしなどのストレス状況に置かれたときに生じるネガティブな情動そのものを軽減しようとするコーピングであるのに対し，問題焦点型コーピングは問題の所在の明確化や情報収集，解決策の考案など問題解決のための環境や自分自身を積極的に変化させようとするコーピングである．

　内山ら[1]は，パーキンソン病患者にコーピング調査を行い，その66％が情動焦点型であることを報告した．また，無職あるいは家庭内での役割がない対象者に情動焦点型が多い傾向にあったとしている．情動焦点型は，ストレスをコントロールできないと対象者が判断した場合に増加するとされており，社会あるいは家庭内での役割を含めた環境調整についてのアプローチを作業療法士や他の医療職とともに実施する．また，情動焦点型に対する認知行動療法における積極的認知は，対象者自身の感情をコントロールする，ないしストレスとなる出来事に肯定的な意味をもたせる技法として確立されている．このように，ストレス耐性が低いと印象を受ける対象者については，個人のストレス反応に対する評価を行い，ストレスマネジメントに対するコーピングスキルを指導し，必要であれば環境へのアプローチを実施する．

4. 自尊感情

　自尊感情とは，人がもっている自尊心，自己受容などを含めた自分自身についての感じ方であり，自己概念と結びついている自己の価値と能力の感覚・感情である．藤原ら[2]は，パーキンソン病患者の自尊感情と罹病期間，ADL，機能障害との関係を検討した結果，脳卒中患者が5年以上の長期経過で自尊感情が高まるのに対して，パーキンソン病患者では低下する可能性が示され，これは頭痛・頭重，抑うつ，不安・焦燥感，意欲低下，睡眠障害などの非運動症状と関連していた．また，ADLや機能障害とは関係が認められなかった．よって，パーキンソン病患者には積極的な社会心理的介入が必要であると結論している．このように，パーキンソン病患者では運動症状のみならず，非運動症状にも目を向けておく必要がある．

5. コーチングの活用

　コーチングとは，一方的に教える「ティーチング」と異なり，対話を通して相手の自発的な行動を促進し，その人独自の目標達成を支援するコミュニケーションの技術である[3]．Izumiら[4]は，脊髄小脳変性症の対象者に応用し，3カ月間対象者に週1回ほど電話をして，「歩く距離を少しずつ延ばしたい」などの目標を立てるよう促し，達成を支援した．その結果，対話した対象者としな

かった対象者を比較すると,「自分はやればできる」と感じる前者の自己効力感が向上した.10回のコーチングのうち,1～5回までの間にネガティブな感覚や絶望感,家族の場合は親族の病気経験と自己の同一化などの様々な激しい感情が表出され,コーチとの間で共有された.その際,批判を挟まず,対象者に強い関心をもち,フィードバックを行う「承認」の技法が用いられていた.このように,コーチングは脊髄小脳変性症のみならず,広く神経難病に罹患した対象者の心理・精神的対応に適した方法として理学療法士も用いることができる.

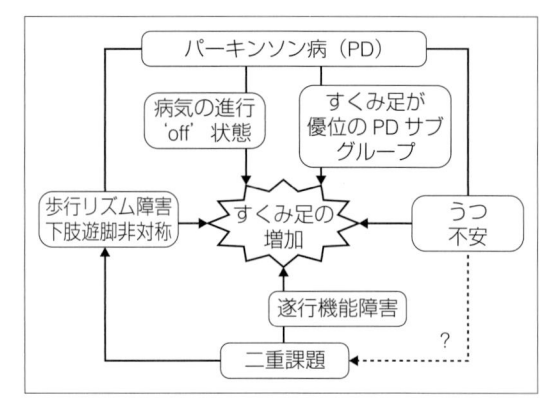

図1 すくみ足と精神・運動面との関連を示す概念的枠組み

(鎌田・松尾,文献6, 2011より)

パーキンソン病患者への対応

1. パーキンソン病の障害像

パーキンソン病の障害像は,無動・寡動,姿勢反射障害による神経系の直接作用による一次性機能障害と疾病以外の要因による非神経系器官の二次性機能障害が重複した複合的機能障害として出現する.また,顔面表情筋のこわばりのため,表情の乏しい対象者が多く,小声で言語も明瞭ではない場合もあるため,感情の表出ができないと誤解されることも少なくない.

家族関係が運動機能障害を悪化させるケースもある.一家の主人がパーキンソン病になった例では,妻が歩行時に横に付き添っているものの,すくみ足のため円滑に前進できないことに妻がいらいらし,夫を叱りつけることでさらに夫のすくみが悪化する.このように,ソーシャルサポートを担う一員である家族が運動機能を悪化させるケースもあるため,対象者のみならず家族にも正しい教育が不可欠である.

2. 運動症状の変動とその対処

本症で出現する機能障害は,遂行機能障害,下肢の非対称性の運動機能などに加えて,うつ状態や不安などの精神・心理状態により,すくみ足などの運動機能が増悪し,対象者自身を困らせる(**図1**).運動症状のうち,特に日内変動が激しい対象者になるとonでは走ることができる状態からoffでは瞬きひとつできない状態にまで変化する.

また,すくみ足には具体的な手がかり(cue)の提示による問題解決が行えるよう対象者教育をしておくことが望ましい.どうすればすくんでいる下肢を解除できるかについて具体的に教授し,実際にその方法を体験させることは大変重要である.すくみ足が解除できない場合は**図2**のように移動してみる.聴覚をcueとし,運動開始に用いる.例えば,「1, 2, 3」と数えるとき,「3」の時に足を出す.視覚をcueとし,運動開始に用いる.誰かの足,床上のもの,もしくは上下反対にした杖を踏み越えるように動き始める.姿勢保持には,鏡を用いたり,物体(時計,絵)といった環境的認知に注意を向ける.運動開始(歩行の持続)には,対象者がどこに行きたいのかに注意を向け,どこの通路を通り抜けなければいけないのかには注意を向けない.

上記のように,具体的な対処法を身に付け,実際にうまく対応できることと成功体験を積み重ねることで,対象者の自己効力感を高めることができる[7].

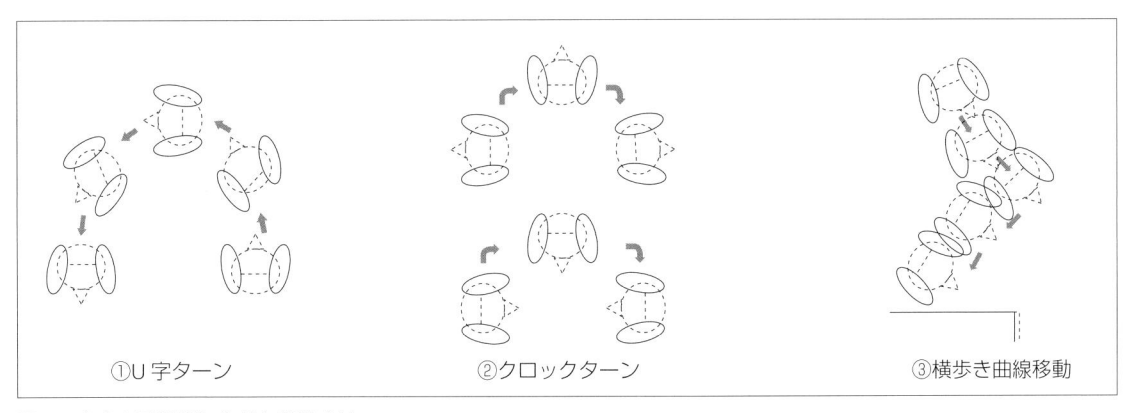

①U字ターン　②クロックターン　③横歩き曲線移動

図2　すくみ足解除に有効な移動方法

（鎌田・松尾，文献6，2011より）

3. 非運動症状

　非運動症状として，抑うつ，無気力，不安，無快楽症，高次脳機能障害，注意力障害，幻覚・妄想，認知症，せん妄，パニック障害といった精神神経症，睡眠障害，自律神経症状，消化器症状，感覚障害，行動異常，身体疲労，精神疲労，体重減少，体重増加が出現する（**表1**）．
　Dissanayakaら[8]は，639人のパーキンソン病患者を調査し，抑うつの症状出現率は66％であったと報告しており，Hoehn-YahrのステージやUnified Parkinson's Disease Rating Scale（UPDRS）のスコアの悪化と関連していた．抑うつを伴った対象者では，不安，記憶障害，幻覚，睡眠障害，起立性低血圧が併存することから，非運動症状をモニターしておく必要がある．**表2**は，非運動症状を評価するスケールとして標準化されたNon-motor symptoms scale for Parkinson's disease（NMSSPD）である．
　疲れやすさは，うつとは異なる症状であり，うつが運動症状と相関することが多いのに対して，疲れやすさは相関しない．疲れやすさはFatigue severity scale（FSS）などにより，評価されることが多い（**表3**）[9]．

表1　パーキンソン病の非運動症状

- 精神神経症状
  うつ，無気力，不安，アンヘドニア，高次脳機能障害，注意力障害，幻覚・妄想，認知症，せん妄，パニック障害
- 睡眠障害
  むずむず脚症候群，REM期行動異常症，REM期脱力発作，日中過眠，傾眠，睡眠時無呼吸
- 自律神経症状
  起立性調節異常，排尿障害，インポテンツ
- 消化器症状
  流涎，便秘，嚥下障害，吐き気，下痢
- 感覚障害
  痛み，味覚異常，嚥下障害，嗅覚障害，視覚障害
- 行動異常
  性欲亢進，脅迫的行動（病的買物，病的賭博）
- その他
  身体疲労，精神疲労，体重減少，体重増加

4. 薬物療法によるコントロール

　パーキンソン病患者の運動症状および非運動症状には，適切な治療薬の選択と投与量により，医師が症状の程度，日常生活の不自由さ，職業を勘案してLドパを含めた治療により，症状をコントロールすることが基本である．これにより，ADLの低下や生命予後が改善できる．さらに，治療薬はQOLを改善することが期待されている[10]．

表2 Non-motor symptoms scale for Parkinson's disease（NMSSPD）

過去1カ月の症状をもとに以下の問いに答えてください．
重症度；0：なし，1：軽度（症状はあるがそれほど気にならない）
2：中等度（気になるし，日常生活の妨げになることがある）
3：重度（この症状のため日常生活が障害される）

頻度；0：なし，1：まれに（週1度程度以下）
2：たまに（週1度程度），3：しばしば（週に数度程度）
4：頻回に（毎日あるいは始終）
（各Domainの括弧内の問いについては，はい，いいえで答えてください）

Domain 1：転倒を含めた心血管系の機能
1. 頭呆感，浮遊感あるいは座位や臥位からの立ち上がり時のふらつき，などはありますか？
2. 目の前が暗くなり失神したことはありますか？

Domain 2：睡眠／疲れやすさ
3. 日中に突然眠り込んでしまうことがありますか？（例えば，会議中，食事中あるいはテレビを見ている時や読書中，など）
4. 疲れやすさややる気のなさのために日常生活が障害されていますか？
5. 睡眠障害はありますか？
6. 寝ているときや座っているときに，足がむずむずすることがありますか？

Domain 3：感情障害／認知障害
7. 周りのことに無関心ですか？
8. 何かをする気がなかったり，新しいことをしようとしなかったりしますか？
9. 何も理由がないのに神経質になったり，心配をしたり，おびえたりしていますか？
10. 悲哀や抑うつがありますか？あるいはあると言われていますか？
11. 気分の正常な変調がなく，いつも平板な気分ですか？
12. 嬉しさを表すことが下手ですか？あるいは下手であると言われていますか？

Domain 4：幻覚／妄想
13. 現実にはないものを，あるように指し示すことがありますか？
（例えば，会話中，食事中あるいはテレビを見ている時や読書中，など）

14. 本当ではないことを本当だとして，妄想を抱いていることがありますか？
（例えば，ひどいことをされているとか，ものを盗まれたとか，浮気をしているとか，など）
15. ものが二重に見えますか？（現実にあるものが二重にはっきりと見える）

Domain 5：注意障害／記憶障害
16. していることに集中することができますか？
（例えば，読書や会話に対して）
17. 直前に話していた内容や数日前の出来事を思い出せませんか？
18. 何かをし忘れることがありますか？
（例えば，薬の飲み忘れや電化製品のスイッチの切り忘れ，など）

Domain 6：消化器症状
19. 流涎が日中認められますか？
20. 嚥下障害はありますか？
21. 便秘はありますか
（便通が週3回以下）

Domain 7：排尿
22. 失禁はありますか？（切迫）
23. 2時間トイレを我慢できませんか？（頻尿）
24. 寝ているときにトイレに行きたくて目が覚めますか？（夜間尿）

Domain 8：性機能
25. 性欲に変化がみられますか？
（非常に亢進していますか？非常に低下していますか？どちらかに下線を引く）
26. 性生活に何か問題がありますか？

Domain 9：その他
27. 原因が分からない痛みがありますか？
（服薬に関係した痛みですか？痛みは抗パーキンソン病薬を服用すると治まりますか？）
28. 味覚や嗅覚が変化していますか？
29. 体重が変化していますか？
（ダイエットをしていないのに）
30. 汗を異常にかきますか？

（阿部和夫先生より転載許諾を得て掲載）

5. 運動療法の効果

Goodwinら[11]は，パーキンソン病患者に対する運動療法の無作為対照試験14研究のメタアナリシスにより，運動療法は健康関連QOLや身体機能を改善させるには有益であるが，抑うつや転倒を改善させるにはエビデンスが不十分であると結論している．

参考文献

1) 内山昌子・他：パーキンソン病に対するストレスコー

表3 Fatigue severity scale（FSS）

	全くそう思わない						全くその通りだ
1. 疲れてしまい，うとうとすることがよくある．	1	2	3	4	5	6	7
2. 疲れてしまい，いらいらすることがよくある．	1	2	3	4	5	6	7
3. 疲れてしまい，やる気がでないことがよくある．	1	2	3	4	5	6	7
4. 疲れてしまい，物事に集中できないことがよくある．	1	2	3	4	5	6	7
5. 体を動かすとすぐ疲れる．	1	2	3	4	5	6	7
6. 暑い中にいるとすぐ疲れる．	1	2	3	4	5	6	7
7. 長時間じっとしていると疲れる．	1	2	3	4	5	6	7
8. ストレスを感じるとすぐ疲れる．	1	2	3	4	5	6	7
9. 気分が沈むとすぐ疲れる．	1	2	3	4	5	6	7
10. 働くとすぐ疲れる．	1	2	3	4	5	6	7
11. 午後になると疲れる．	1	2	3	4	5	6	7
12. 午前中疲労感が強い．	1	2	3	4	5	6	7
13. いつもしていることをしているのに疲れる．	1	2	3	4	5	6	7
14. 安静にしていると疲れがとれる．	1	2	3	4	5	6	7
15. 眠ると疲れがとれる．	1	2	3	4	5	6	7
16. 涼しくなると疲れがとれる．	1	2	3	4	5	6	7
17. よいことがあると疲れがとれる．	1	2	3	4	5	6	7
18. すぐ疲れてしまう．	1	2	3	4	5	6	7
19. 疲れがひどく，体調を崩すことがある．	1	2	3	4	5	6	7
20. 疲労がしばしば問題になる．	1	2	3	4	5	6	7
21. 疲れがひどく，体調を維持できない．	1	2	3	4	5	6	7
22. 疲労感のために仕事ができないことがある．	1	2	3	4	5	6	7
23. 疲労を感じると体調を崩すことが多い．	1	2	3	4	5	6	7
24. 日常生活に支障をきたす一番の原因は疲労感である．	1	2	3	4	5	6	7
25. 疲労感は日常生活に支障をきたす原因となる3つの症状の1つである．	1	2	3	4	5	6	7
26. 疲労感が原因で仕事，家庭生活，社会生活がうまくいかない．	1	2	3	4	5	6	7
27. 疲れた時は他の症状が悪化する．	1	2	3	4	5	6	7
28. 今感じている疲労は以前のものとは比べものにならない程ひどい．	1	2	3	4	5	6	7
29. 運動したあとなかなか疲れがとれない．	1	2	3	4	5	6	7

（阿部和夫先生より転載許諾を得て掲載）

ピングの検討．作業療法，22supple：5194，2003．
2) 藤原瑞穂・他：脳血管障害患者とパーキンソン病患者の self-esteem に関する研究―罹病期間と障害の影響―．大阪府立看護大学医療技術短期大学部紀要，4：37-44，1998．
3) 出江紳一・他：コーチング．*Journal of Clinical Rehabilitation*, 17（9）：886-888, 2008.
4) Izumi S, et al.：Effect of coaching on psychological adjustment in patients with spinocerebellar degeneration：a pilot study．*Clin Rehabil*, 21：987-996, 2007.
5) Giladi N, Hausdorff JM：The role of mental function in the pathogenesis of freesing of gait in Parkinson's

6) 鎌田理之・松尾善美：すくみ足〔奈良　勲（監修）：パーキンソン病の理学療法〕．pp120-131，医歯薬出版，2011．
7) 石井光昭：パーキンソン病のすくみ足の臨床徴候と理学療法．理学療法京都，39：80-84，2010．
8) Dissanayaka N. N. W, et al.：Factors associated with depression in Parkinson's disease. *Journal of Affective Disorders*, 132：82-88. 2011.
9) 阿部和夫：パーキンソン病の非運動症状．リハビリテーション科診療近畿地方会誌，11：14-22，2011．
10) 日本神経学会：パーキンソン病治療ガイドライン2011．pp52-65，医学書院，2011．
11) Goodwin VA, et al.：The effectiveness of exercise interventions for people with Parkinson's disease：A systematic review and meta-analysis. *Mov Disord*. 23（5）：631-640. 2008.

（松尾善美）

(Note: reference list begins with partial entry: disease, *J Neurol Sci*, 278（1-2）：173-176, 2006.)

3章　領域別の心理・精神的対応

4 関節リウマチ患者の理学療法における心理・精神的対応

　関節リウマチ（Rheumatoid Arthritis：RA）は，40～50歳代の女性に好発し全身性進行性関節炎を主症状とする疾患である．RAの特徴は，関節炎による疼痛の持続と関節破壊の進行により，機能障害の重度化がみられる．機能の低下は，基本動作や日常生活活動の制限にとどまらず，対象者自身の役割遂行の不十分さから自己否定感にもつながっていく．また，関節破壊による変形の出現は，機能障害となるだけでなくコスメティックな心理的負担も加わり，RA患者の心理的・精神的苦痛は計り知れない．RA患者の心理について，うつ状態が高率に認められることや神経症的傾向も認められ，またRA患者の性格として，主観的に物事をとらえる傾向，衝動や感情の統制力が弱い傾向，不快感情の抑圧などがあげられている[1]．

RA患者の心理・精神的症状

　これまでもRA患者における抑うつ症状や不安に関する研究[2～5]があり，最近のMargarettenら[3]によるRA患者の抑うつ症状に対する影響，原因およびメカニズムに関する報告では，RA疾患は米国において130万人が罹患しており，さらに身体的・精神的に対象者へ悪影響を及ぼす重度の抑うつ症は，少なくとも一般成人の2～4倍となる13～42％の有病率を示すと述べている．RA患者における抑うつ症状は，循環器疾患や心筋梗塞，自殺企図と同じく，RA罹病期間，疾病活動性，能力障害，疼痛などの疾病コントロールが行われた後でさえ死亡に対する独立したリスクファクターの一つである．治療を必要とするほどの抑うつ症状はRA患者の自殺リスクを増大すると指摘されている．そして，様々な共存症および疼痛は，通常RAと抑うつ症の双方に関連していることが報告されている．これは，RA患者にとって，自身の機能低下の水準に比較して，重要で価値のある活動が制限されるとすれば，抑うつ症状の発症を示している．RA患者における抑うつ症状が，RAの疾病活動性の急性症状によって発症しているのではなく，重要な活動制限を来す関節炎に関連した長期の能力障害や関節破壊によって発症する可能性を暗示している．

　さらに，急性期反応や炎症促進性サイトカイン（蛋白または糖蛋白性の細胞間情報伝達物質）によって測定される全身性炎症症状が，しばしば抑うつ症状の進行に関係していることを示しており，全身性の炎症症状が慢性的炎症疾患における抑うつ症状の原因となること，あるいは関与しているかもしれないことを示唆している．そして，このような全身性炎症症状が抑うつ症状の高い有病率に関与しているという仮説は，①炎症性サイトカインおよび急性期反応物質はRAではない対象者の抑うつ症状を増大する，②インターロイキン6（interleukin-6：IL-6）および腫瘍壊死因子α（tumor necrosis factor-α：TNF-α）のようなサイトカインのレベル上昇は抑うつ症状に対する治療効果の低下を予測させる，③抗炎症治療は抑うつ症状を低下させる臨床的効果があるという根拠がある，④伝統的な疾患修飾性抗リウマチ薬（Disease Modifying Antirheumatic Drugs：DMARDs）や生物学的製剤のような薬物は，RA患者における生活の質（Quality of Life：QOL）や機能を改善させるとともに，そのうちのいくつかは抑うつ症の改善も示したなどの報告によって

75

支持されていると述べている．

RA 患者と抑うつ症状

このように，RA 患者の身体的・心理的苦痛は抑うつ症状を引き起こし，疾病特性としての慢性的な疼痛や心理的および社会的ストレスが大きな原因となっている．抑うつ症状と身体的特性および社会的ストレスとの関連性や，抑うつ症状と疼痛との関連性を調査した研究がみられる．Dickens ら[4]は，RA 患者における抑うつ症状の強い対象者は，症状の弱い対象者と比較して，有意に中等度以上の疼痛があることを示し，さらに生涯において耐え難いストレス（死別，離婚）や継続する課題（深刻な疾病，親族／夫婦間の不一致）を有意に多く経験していることを報告している．また，Zautra ら[5]は，言語によるストレスを誘発させ，RA 患者の誘発前後の疼痛と抑うつ症の既往歴との関係を調査している．その結果，抑うつ症の既往歴が頻回にある対象者は，より強い慢性疼痛を経験しており，さらにストレス関連の疼痛の増悪に対して，より高い感受性を示すことを報告している．

堀[6]は，痛みと心理的ストレスの関係性について，心理学的ストレスモデルのストレッサーは一次判定において「ストレスフル」と認定される事柄に影響を与える因子であり，「ストレスフル」の評定の中でも「脅威」に注目すべきであると述べている．その理由として「脅威」の判定は恐怖，不安，怒りなどの否定的な情動に特徴づけられる．そして，「脅威」には，生命や社会的立場など，自らの存在，存続に関わる事柄や，未来の不安定さ・不確実さが含まれることから，「不安」と言い換えることもできると述べている．さらに不安による影響として，心気症や心身症の発症をあげている．

大熊[7]は，心気症（心気障害）は，「執拗に身体的愁訴，あるいは自分自身の身体的外見へのとらわれを示し，自分が一つあるいはそれ以上の重篤な進行性の身体疾患に患っているものと頑固に信じている状態」であり，抑うつ症状と不安が同時に存在することや，ふだんから自己の身体的健康にこだわる性格の人が多いと指摘している．また，心身症は，「身体疾患の中でその発症や経過に心理・社会的因子が密接に関与し，気質的ないし機能的障害が認められる状態をいう．ただし，神経症やうつ病など他の精神障害を伴う身体疾患は除外する（日本心身医学会）」と定義される．しかし，大熊[7]は心身症の概念が独立した疾患単位をさすものではないとすることから，心身症を規定する条件として，①発病原因，およびその後の症状の経過において精神的要因，特に情動要因（ストレス）が重要な役割を果たしていること，②身体症状をもち，これが自律神経支配下にある単一の器官を通して表出されること，③身体組織の病理的変化をもつものが中心であること，生理的機能的障害について特定の固定した型をとるものを含めるなどをあげている．RA は，心身症の臨床類型－器官別分類において筋・骨格系の一つに含め，身体症状の出現の際に情動要因（ストレス）の関与が目立ち，症状の悪化がみられると述べられている．

RA に対する理学療法における心理・精神的対応

1. RA 患者への対応

上記したような状態にある RA 患者に対する心理・精神的対応について考える時，前出の堀は，「今まさに脅威を抱いている対象者に治療やケアを行うことで重要なことは，理学療法士が対象者の状況を把握できるということであり，把握のためには状況の理解に努めることが大切である」と述べている．

RA 患者の状況の理解を行うためには，疾病の特性をはじめ，身体的・精神的機能，日常生活活動，社会的参加活動など種々の評価を行う必要がある．中でも，対象者の QOL の向上を目指すとともに対象者の不安を軽減するためにも，対象者の医療スタッフに対する期待を把握することは大

変重要である．Scottら[8]は，RA患者は診断の後に自らの役割や自分自身のイメージがしだいに変化し始めていることを意識しているという．例えば，若い女性患者の場合は，個人的活動では夫との関係において緊張が高まり，夫が期待する出産計画に関する課題を抱えるとともに，夫に対し重荷になることへの不安も重ねることになる．社会的活動では，就労に対しては時間との戦いとなる重労働であっても，できる限り「一般的な雇用」の形を望んでいる．しかし一方では，明らかな身体的変形を隠すことのできない対象者は，「常に周囲からの非難や差別にさらされている」と述べている．このようなRA患者に対し，臨床医は診察において対象者の身体的問題だけでなく社会的および情緒的関心事を取り上げて，対象者のケアに対して広範囲にわたる対応を行う必要性を指摘している．

そしてScottら[8]は，RA患者へのインタビューに基づいて明らかになった彼らのニーズは，第一に，一般開業医に対してはRAについてのより詳細な知識の提供や専門医との綿密な調整に関する対話ができることであり，第二に，リウマチの専門医に対して定期的なモニター，身体的評価，初期治療が失敗した場合の代案，急性発症や再燃時の援助および介助，スタッフによる理解的な対応に集中している．しかし，現実的には，RA患者は薬物療法とその副作用，研究結果とRAに対する意義，疾病の推移などに関するより詳細かつ具体的な説明を求めており，さらに真摯に対象者の意見を受け取り傾聴してくれる医師を望んでいると報告している．

また，吉野[9]は，RA患者の悩み事について，RA患者が疾病や医療，結婚・妊娠・出産，性生活に関する悩みをもっていることを指摘し，阿部[10]は妊娠時のアドバイスおよび対応について，①まずは不安を取り除くこと，②変更できる薬剤は変更し，薬剤の危険性と有益性を天秤にかけて選択すること，③出産後の育児を見通した生活の指導が必要であり，出産後の負担をいかに軽減できるかを対象者の事情に合わせて考えることなどをあげている．一方，高橋[11]は，RA患者が抱える不安について，疾病の経緯と予後予測，薬物療法とその副作用，社会経済的問題に対する不安が大きいと述べている．特に，薬物療法における副作用に対する不安では，副作用の症状の説明と同時に，その薬剤の有用性と，メリット，デメリットのバランスやこれまでの自らの経験を伝えると述べ，多剤併用療法に対する不安では，どの組み合わせが最も効果的であるのか明確ではないが，ある程度効果が認められる組み合わせなど，薬剤を選択した根拠を伝え，心配せずに治療を続けることができるように理解してもらうのが重要であると述べている．さらに，特定の薬剤に関する不安では，医師側も副作用を熟知していることを伝え，副作用の発現を防ぐためのメカニズムを説明し，服用後の検査計画も伝えることが大切であると指摘している．

このような診療における対象者への対応において，共通したキーワードに気づかせられる．それは，「伝える」「説明する」「理解してもらう」などにみられる"対話の必要性と重要性"である．つまり，対象者を把握するためには状況の理解に努めることが重要であり，そのためには，まず対象者と対話することが必要であることを示している．これらは理学療法士の領域においても同様である．対象者の気持ちを十分に理解しながら，対象者の立場に立った対応をすることが必要とされるということである．そうすることによって，対象者との信頼関係が構築され，適切な治療や指導の実施によって期待された治療効果がもたらされると考える．

そこで，良好な対話を可能にし，対象者の信頼を獲得するポイントについて述べる[12]．まず，「第一印象の重要性」を認識する必要がある．第一印象は相手のイメージをつくり，その後しばらくの間はそのイメージに基づいて対人関係が展開されるからである．特に初対面時には事前の十分な対象者の情報収集に基づき，現状の病態把握および今後の計画を説明することが必要である．問診による病態把握に際しては，傾聴することを心がけることが重要となる．"聴く"とは，物事に注意して心を傾け，聴き取り理解しようとする意味であり，そのような積極的姿勢が自ら（聴き手）の心を開いて聴くという態度につながり，ひいては

対象者の心を開くことにつながるのである[13]．また，治療計画の説明や情報提供の後にも留意することがある．それは説明終了後に，必ず疑問や質問の有無を確かめることである．なぜなら，対象者はとかく内容に不明な点があっても，反射的に理解できたという返答をすることが多いことを経験しているからである．

次に，「言葉遣い」である．一般的に，言葉遣いから両者の位置関係を理解することができる．特に，対象者と医療スタッフとの関係は明快に言葉遣いに表現されており，ともすると，医療者側の言葉は"上から目線の言葉"となりやすい．したがって，理学療法士も臨床場面の中で日常的に交わされる会話にも，常に敬意を含めた言葉遣いを心がける必要がある．

また，理学療法士の「対象者への平等な対応」も重要である．RA患者に限ったことではないが，対象者は自分自身の担当医や担当スタッフをよく観察している．と同時に，医療スタッフを評価しているともいえる．一日も早い回復を願う対象者の立場を考えると当然であり，このような対象者の気持ちを十分に汲み取った対応が理学療法士には必要である．臨床現場での対象者の訴えには多種多様な内容が含まれているが，不平等な対応に起因した不満の訴えもみられる．したがって，理学療法士は臨床場面において担当する対象者はもちろんのこと，対象者の言動に留意するとともにすべての対象者に配慮して，平等な対応を心がけるよう努めることが求められる．

最後に，「約束あるいは時間の厳守」である．特にRA患者は機能障害や能力障害が進行すると，円滑な活動が困難となることが多い．例えば，重度の障害をもつ入院患者の場合は，自分の治療時間を考慮して日常のスケジュールを決定している様子がうかがえる．極端にいえば，起床時からの行動は治療開始時間に間に合わせるための準備行動といえる．最近は，個々の診療時間が明確に設定されていることから，治療開始時間の変更の可能性は少ないかもしれないが，予定外の業務の発生により約束が守れない状況は対象者の落胆（あるいは不満）や意欲の減少につながる．したがって，約束の変更が生じた場合は，できるだけ早く連絡を取ることや，それが不可能ならば，とりあえず約束した時間にその場に出向き，十分に謝罪することが重要である．

2. 家族への対応

RA患者にとって，自分自身の疾病に関する不安だけでなく，家族との関係についても大きな不安を抱いている．障害の進行に伴う家族内での役割の縮小や疼痛をはじめとする疾病特有の症状に対する家族の理解度がその原因としてあげられる．RA患者の不安を軽減するためには，家族への対応も十分に考慮する必要がある．

宇田[14]は，家族に説明することとして，①診断，②予後予測，③薬物療法，④リハビリテーション，⑤仕事，⑥家族の役目，⑦民間療法などをあげている．特に，力仕事については病状を悪化させる要因になるとして，積極的な就労は推奨できないという．また，家事仕事においても関節に負担のかからない方法を家族で話し合うことが必要と述べている．さらに，精神的なストレスがRAの病状に影響を与えることがあることから，家族との楽しいひとときが痛みを忘れることのみではなく，病態の悪化を阻止する役目があることを伝えることも指摘している．また，佐川[15]は，対象者のつらさや不安を家族に説明するには，①痛みが慢性的に持続する病気であること，②進行性であることを認識してもらい，これをふまえて家族に対するアドバイスとして，「家族内のもめごとは対象者のストレスを増加し疾病の増悪となる」ことや「対象者が必要としているサポートについて対象者と家族がよく話し合う」ことなどをあげている．

理学療法士としても，臨床場面を通じて家族内の人間関係に課題が存在することを認知することがある．特に，明らかな嫁・姑関係の場合は，その対応に留意が必要である．現状の情勢判断から，弱者にみえる対象者側に立った発言を繰り返すことは避ける．なぜなら，現在の関係はこれまでの両者の関わり方の結果であり，両者の相互関係性に基づいているからである．しかし，少なくとも

家族には対象者の現状を理解してもらう必要があり，対象者の意欲を向上させるためにも家族の支援や介助は不可欠である．そのためには，家族に対しては幾分対象者側に立った立場から協力を求める発言を行い，対象者に対しては可能な限り家族の気持ちを汲み取って治療に前向きに取り組む必要性を述べるなどして，対象者－家族間の現状の関係を考慮し対応することが重要であると考える．

RA患者の理学療法における心理・精神的対応について述べてきた．理学療法士は心理・精神領域の専門家ではないことから，対象者の心理・精神的な状況に対して客観的にそして十分に対応することは困難なことかもしれない．しかし，理学療法士はいつも対象者が望む対話を意識し，それに心掛けて，RA患者の不安や抑うつ症状を軽減するとともに理学療法に積極的に取り組むことのできる精神的状況に導く必要がある．RA患者の心理・精神的対応を考える時，理学療法士は対象者を把握することが重要であり，そのために良好な信頼関係を構築することが必須となる．

参考文献

1) 中村　洋，吉野慎一：リウマチと心理．臨床リハビリテーション別冊／リウマチのリハビリテーション，pp101-104，医歯薬出版，1994．
2) Isik A, et al：Anxiety and depression in patients with rheumatoid arthritis. *Clin Rheumtol*, 26：872-878, 2007.
3) Margaretten M, et al.：Depression in patients with rheumatoid arthritis：description, causes and mechanisms. Int. *J. Clin. Rheumatol*, 6（6）：617-623, 2011.
4) Dickens C, et al.：Association of Depression and Rheumatoid Arthritis. *Psychosomatics*, 44（3）：209-215, 2003.
5) Zautra A J, et al.：Depression Histry, Stress, and Pain in Rheumatoid Arthritis Patients. *J Behav Med*, 30：187-197, 2007.
6) 堀　寛史：痛みと心理的ストレスの関係性―症状化するストレスの脅威―．藍野学院紀要，21：107-118，2008．
7) 大熊輝雄：現代臨床精神医学　改訂11版．pp54-55, 金原出版，2008．
8) Scott D, et al：Outcomes associated with early rheumatoid arthritis. Expert Rev. *Pharmacoeconomics Outcomes Res*, 6（5）：496-508, 2006.
9) 吉野慎一：関節リウマチ患者はどんなことに悩んでいるのか〔日本リウマチ実地医会（編）：リウマチのすべて〕．pp44-47，プリメド社，2007．
10) 阿部香織：妊娠したことがわかったときにアドバイスすべきことは〔日本リウマチ実地医会（編）：リウマチのすべて．pp159-162，プリメド社，2007〕．
11) 高橋浩文：関節リウマチ患者が抱えている不安とは〔日本リウマチ実地医会（編）：リウマチのすべて〕．pp48-51，プリメド社，2007．
12) 八木範彦：患者・家族との支持的（supportive）面接．PTジャーナル，32（7）：515-520，1998．
13) 白石大介：対人援助技術の実際．創元社，1988．
14) 宇田慎一：家族への説明で注意すべきポイントとは〔日本リウマチ実地医会（編）：リウマチのすべて〕．pp57-61，プリメド社，2007．
15) 佐川　昭：家族に患者のつらさや不安をどう説明するとよいか〔日本リウマチ実地医会（編）：リウマチのすべて〕．pp62-65，プリメド社，2007．

（八木範彦）

5 在宅生活者の理学療法における心理・精神的対応

在宅生活者の理学療法の対象は，医療機関外来患者，障害者自立支援法あるいは介護保険法に基づく通所サービス，訪問サービスなどの利用者である．そして，その対象疾患は幅広く，超高齢社会の到来により，複雑な心理・精神状況の対象者が増え，今後も急増することがうかがえる．在宅生活者の心理・精神状況を的確に把握し，理学療法プログラムに反映させることは，効果を高める大きな要となる．ここでは，在宅で生活する対象者の心理・精神状況とその対応について述べる．

在宅生活者の心理・精神状況

在宅における理学療法の対象者は，乳児から高齢者まで幅広いにもかかわらず，担い手の理学療法士の多くが経験の浅い若手である．そのために，対象者の心理・精神面の問題を十分に認識できずに，信頼関係を築くことが難しく，理学療法がうまく進まないことも少なくない．また，そのことにさえ気づかないこともある．理学療法士は対象者が障害や要介護状態を受容していく過程だけでなく，対象者の心理・精神の特徴やニーズを捉えながら理学療法を遂行することが必要である．

1. ライフサイクルの捉えかた

人が生まれてから死んでいくまでをライフサイクルといい，平均的な家族では，ライフサイクルの各段階に特有の課題とそれに伴う問題があり，ある程度は予測可能である．対象者やその家族が問題を乗り越え，次の段階に移行できるよう配慮しつつ適切に支援することが必要である．人の心理発達区分からは，乳児期，幼児期，学童期，青年期，成人期，初老期，老年期に分類されるが，個人差は大きく，あくまでも便宜的なものとして捉えるとよい．ここでは，成人期以降の心理・精神状況と理学療法士の役割について述べる[1]．

❶ 成人期（26～45歳）

この時期は，男女とも親から離れて自立し，職業を選択するなどして社会の一員として活動する．配偶者を決定すれば家庭生活を営むようになり，子どもの育児や教育を通してさらに成熟する．理想主義に傾きやすい青年期に比べ，思考・行動ともに現実主義的になってくる．一方，身体機能は40代頃から衰えを自覚するようになり，生活スタイル（喫煙・飲酒，栄養の偏り，運動不足，過労など）が，生活習慣病発症の要因となるので留意が必要である．精神面の問題では，男性は様々な労働事情を起因とする問題が起こりやすく，心身症，自律神経失調症，神経症性障害，うつ病などに留意しなければならない．このうち，うつ病は昇進，配置転換，失職等を契機とすることが多く，長期休業や自殺やアルコール依存症などにもつながり，近年増加傾向にあるので，特に留意が必要である．女性では，育児や子どもの学校生活，夫や年老いた親の世話，近隣関係など，家庭内外の身近な問題が契機となり得る．

在宅における理学療法の対象者は，身体に何らかの障害があり，そのこと自体が契機となっていることが多く，それが介護側である場合も多い．いずれにせよ，働き盛りの成人期における理学療法では，身体面ばかりでなく，対象者の社会的背

❷ 初老期（46〜64歳）

初老期は成人期から老年期へ移行する期間であり，身体機能が低下し始めるが，社会生活に大きな支障をきたすまでには至らない．精神・心理機能では，記憶機能，認知機能などの能力は60歳以降急激に低下するが，常識や言語理解，生活対処能力などの能力は60代まで上昇するといわれている．この時期は，様々な精神機能の衰えを実感するものの，総合的な精神機能の水準はそれほど低下しないのが特徴である．この時期は，家庭や職場で最も責任が重い時である．一方，男女ともに人生の後半を迎え，能力や目標の限界が見え始め，退職，近親者や知人の死亡を体験し，子どもの独立，親の介護問題など，思春期と同様，むしろそれ以上に複雑な形で精神・心理的な危機をもたらすため，人生の後半に向けて，それまでとは異なった価値観や生き方の模索が求められる．

初老期には，前述した背景からアルコール依存やうつ病，神経症性障害などに罹患しやすい．また，アルツハイマー病，脳血管障害，加齢に伴う精神障害，さらに糖尿病や甲状腺機能障害などの身体機能に伴う精神症状にも留意する必要がある．

❸ 老年期（65歳以上）

老年期は前期（65〜75歳）と後期（75歳以上）に区分される．心理・精神機能では，知的能力，学習・認知機能，判断，意欲・行動力などの低下が起こる．老年期後期になると，知的機能や記憶機能のみならず追想の低下も顕著となるが，一般的知識，技能などの手続き記憶は比較的保たれる．

老年期の精神障害は，身体疾患とも共通し，原因が多元的であり，意識障害をきたしやすく，発症が徐々に，潜行性に出現することが多い．非定型的な症状が多く，回復が遅く慢性化しやすい．

2. 社会疫学的研究から

超高齢社会の介護問題を少しでも解消するために，平成18年から介護保険における予防重視施策が進められ，全国各地で「介護予防」の取り組みが始まった．さらに，それまで疾患を中心として行われてきた疫学的研究は，高齢者の心身機能低下に着目する調査研究が盛んに行われるようになった．在宅生活者の理学療法を実施する上では，心身機能ばかりでなく家庭・社会背景を考慮して進めることが望ましく，理学療法の中で様々なことを判断，あるいは予測する際の参考となる．以下に3万人を越える65歳以上の地域高齢者の大規模調査を行った社会疫学的研究の一部について紹介する[2]．

❶ 社会経済的因子の影響

高齢者の社会経済的因子（所得など）に着目した研究では，地域在住高齢者の教育年数や所得が高いほど，主観的健康感が良く，うつ状態の割合が低いことが明らかになっている．転倒歴，歯，口腔機能，栄養などに関しても同様の結果であり，さらに主観的健康感（Self-Rated Health：SRH）は都市部よりも農村部で不良な者が有意に多いという結果が得られており，このことは，生物・医学レベルの狭い範囲で介護問題を捉えるのではなく，社会背景を捉えた幅広い関わりの重要性を示唆している．主観的健康感とは，「あなたの健康状態はいかがですか？」と質問し，「非常に良い」から「非常に悪い」までの選択肢を選んでもらう簡単な質問票であり，主観的健康感は現在および将来の健康状態の予測力があることが確立している．

❷ 社会サポートの授受と社会参加

社会的サポートでは，提供と授受の双方の関わりがある者はうつ状態が少なく，ボランティアやスポーツの組織に関与している者は健康状態が良い，非就業者よりも就業者の主観的健康感が良いという関連がみられた．このことは，介護予防のためには，高齢者を一方的にサポートする施策よりも，高齢者が社会の中で何らかの役割を担い，活躍できる場を増やすことの重要性を示唆している．

❸ その他

私たちは「経済的には貧しくても生活や健康面

では豊かな農村」というイメージがあるが，この研究結果から，残歯なし，うつ状態，趣味なしの者の割合が農村に多いことが明らかになった．また，性差に関しては，男性は女性よりも社会的サポートや情緒的サポートが受領・提供ともに非常に少なく，介護予防の施策，理学療法の提供などにおいても，男性向けの画期的なプログラム開発が必要と思われる．例えば，男性には「お遊び」と映るレクリエーションなどではなく，筋力・体力増強や社会貢献などを前面に出すプログラムが必要である．

在宅生活者の理学療法における心理・精神的対応

1. うつ病

若年から老年に至るまで問題となる「うつ病」は，精神健康上の問題の中で重要なものの一つであり，精神科医の面接による診断が必要である．しかし，一般社会の中には軽度症状で必ずしも治療を必要としない者も潜在するので留意が必要である．気分の障害を特徴とする精神障害では，うつ病，双極性障害が代表的である．後者は遺伝素因が大きな役割を果たし専門的治療が必要となるが，うつ病は，遺伝素因，性格要因，状況要因，生理的・身体的要因が複雑に関与して，脳の神経伝達物質の代謝に障害がもたらされていると考えられ，近年は，うつ病患者の自殺問題により注目されるようになった．症状としては，感情障害，意欲・行為の障害，思考障害，身体症状などである．

何らかの身体障害のある在宅生活者では，どのような年齢でも，障害を受容するまでのつらい期間があり，発症と同時に仕事や社会的地位を失うことも多く，うつ病を発症しやすい状況にあることを忘れてはならない．特に老年期は，身体疾患の罹患ばかりでなく，配偶者や家族の死，退職や転居などの環境要因がもとで罹患しやすい時期である．また，認知症の前駆期あるいは初期には，自己の知的機能の低下に対する心理反応として出現する場合もある．老年期のうつ病は成年期のものとは異なり，はじめは食欲減退，頭痛，便秘，全身倦怠感などの身体症状や心気的な訴えが多く，うつ特有の精神抑制などの症状が目立たない（仮面うつ病）．一方，強い不安や焦燥感，苦悶を示すこともあり，この場合は自殺につながらないような配慮が必要である．

うつ病と診断された者の治療は，基本的には抗うつ薬による薬物療法が行われていることが多い．そのため，服薬内容を確認し，その薬物の効果ばかりでなく，副作用による口渇，眠気，倦怠感などの症状を熟知した上で理学療法を実施する必要がある．また，症状によっては，抗うつ剤ではなく，抗不安薬や睡眠薬などが用いられる．

うつ状態にある在宅生活者への対応では，意欲や思考の障害を自責的に捉える傾向にあるため，叱咤激励するのではなく，当事者の苦しみを十分に理解し受け止める姿勢が重要である．次いで，この状態が脳の代謝もしくは機能の低下により生じるもので，症状の改善には治療以外に休息と休養が必要であり，回復することを説明し不安を和らげながら対応する．

2. 認知症

在宅の要介護高齢者は重症度を問わず認知症状を呈することが多いが，身体機能の悪化に伴い認知症は重度になるという研究[3]からも明らかなように，理学療法プログラムによる身体機能の改善が認知症の改善に大きく影響することを忘れてはならない．認知症で複雑な症状を呈する場合でも，身体機能や基本的な日常生活活動能力を評価し，認知症が生活にどのように影響しているかを見極める必要がある．

軽度認知症（Mild Cognitive Impairment：MCI）の場合は，その生活に合わせて，適度な運動指導，散歩や認知課題などが効果的であるが，家族の協力を得て，家事などの家庭内の役割を見つけることも重要である．ある程度「指示の理解」が可能であれば，適度な運動により症状が改善すること

表　認知症高齢者ケアの原則

1. 馴染みの人間関係（仲間）をつくって安心・安住させる．
2. 高齢者の心や言動を受容・理解し，信頼・依存関係をつくる．
3. 高齢者の心身の動きやペースやレベルに合わせ，良い交流を図る．
4. ふさわしい状況を与え，隠れた能力（手続き記憶）を発揮させる．
5. 理屈による説得よりも共感的納得を図り自覚言動を促す．
6. 良い刺激を絶えず与え，情意の活性化と生きがいを得させる．
7. 孤独の放置や安易に寝たきりにしないで廃用性低下を防ぐ．
8. 高齢者は変化に弱いので急激な変化を避ける．また変化するものほど忘れやすいので変化させずパターン化して教える．
9. 高齢者の良い点を認め良い付き合いをして，生き方の援助を図る．
10. 高齢者は過去と未来がないので，「今」の安住を常に図り，時間の観念がないので日課を与え，順序・時間づけを得させる．

（室伏，1998，文献4より一部改変）

も多い．一方，中・重度の認知症では，なかなか指示が入らない，関わりを拒絶する，BPSD (Behavioral and Psychological Symptoms of Dementia) の症状を伴うなど，理学療法士が苦慮することが多い．BPSDとは，認知症に伴う徘徊や妄想・攻撃的行動・不潔行為・異食などの行動・心理症状のことで，「問題行動」「周辺症状」ともよばれ，記憶の障害・見当識障害・判断力の障害・実行機能の障害などの「中核症状」とは区別される．軽症から中度に進行するにしたがい頻繁に出現し，急速にQOL (Quality of Life) が低下し，介護負担が増大する．

いずれにしても，医療の専門職である理学療法士は認知症高齢者の運動や生活ばかりでなく，その健康状態を含めた認知症高齢者のケアの基本を忘れてはならない．ケアの基本とは，水分摂取量，食事量，排泄状態，入浴状況，適度な運動，規則正しい生活，そして生活の広がりや人との交流である．認知症により混乱しがちな評価は，これらの把握と日常生活に認知症がどのように影響しているかを見極めることで，その対応策が見えてくる．どのような場合でも，理学療法士の適切な介入により，身体機能改善に伴う一定の効果は得られるものである．どのように関わるかについては**表**に示すので参考にしていただきたい[4]．

認知症発症の本質は「孤独」であるといわれているが，筆者の経験から，それは否定できないと感じている．重度であればあるほど，すべての行動を了解し，安定した関係を構築し，ともにあることを感じてもらえるような関わり方が必要である．

3. 高齢者の閉じこもり

閉じこもりは，週1回以上外出するか否かで判断し，閉じこもりの原因によって，心身の問題があり外出困難なタイプ1と心身の問題は少ないが外出しようとしないタイプ2の二つに分類されている．介護予防施策の一つにあげられ，様々な取り組みが行われてきた閉じこもりは，高齢者の活動範囲を狭くし，総体的な活動量の減少につながり，結果的に要介護状態となるため見逃せないものである．65歳以上の閉じこもりの在宅高齢者 (2,310人) を追跡した研究によれば，1年後に改善した者は25%，寝たきりになった者は約10%，死亡した者は約8%であり，長期的に閉じこもり状態でいることの深刻さが伺える．

在宅生活者の状態悪化を防ぐためには，身体機能の回復ばかりでなく，外出頻度，生活空間，心理・精神状態を評価し，そこへの働きかけを同時に実施する必要がある．直接的な外出につながる通所サービスの利用は効果的であるが，難しい場合は，訪問サービスの利用により，多くの人との接点をもつことから始めるとよい．

理学療法士の関わり

理学療法の対象者は身体機能の障害があり，少なからず心理・精神領域の問題を伴う．さらに理

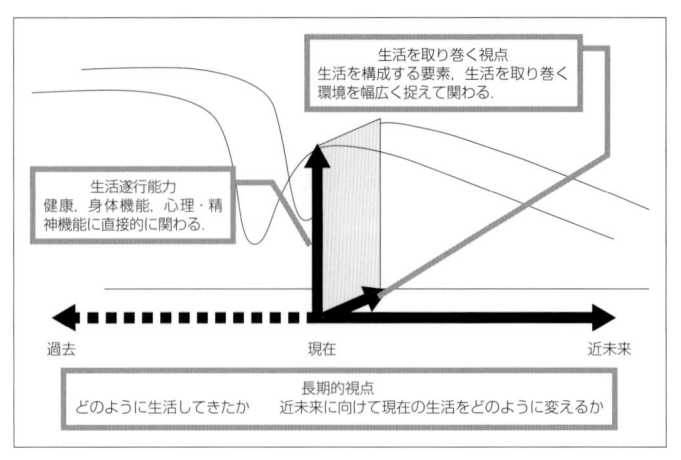

図　在宅生活者の身体機能および心理・精神的対応の考え方
(金谷, 2010, 文献5より)

学療法は限られた時間の中で, 対象者にその能力を発揮させるために, 積極的に心理面および精神面に働きかけるものである. そのため理学療法士は, 対象者が現在置かれている状況を幅広く捉え, 身体面の改善を切り口に, 心理・精神の改善を図ることも可能なのである.

在宅生活者の理学療法評価において, 身体機能に比べADL (Activities of Daily Living) やIADL (Instrumental Activities of Daily Living) の障害が重度である場合, その原因が心理・精神機能の問題である場合が多く, そこに積極的に関わる必要がある. また, 心理・精神領域で理学療法士として重点を置くべき部分は活動性に関するものである. 対象者の暮らす環境 (福祉用具, 住宅, 交通手段など), 生活する時間 (総臥位時間, 活動している時間, 歩行時間など), 生活範囲 (室内, 近隣, 買い物, 通所サービス・通院など) といった条件は, 一つが改善することで他に良い影響を与え, 反対に一つが悪化すれば他に悪い影響を与える. 身体機能が高まれば, 心理・精神面でも良い兆しが見え始め, 相互に関連し合い良循環を形成するものである. 活動性を捉えることは, 心身に障害のある対象者の生活そのものが原因で心身共に悪化することを予防するために重要となる. 機能低下が目立つ場合, それはどのような生活から生じたのか, いつからなのか, 身体機能以外の意欲, 習慣, 個性, 家族背景, 環境などを分析し, 対応する必要がある. 理学療法の考え方は, 身体機能においても心理・精神機能においても基本的に同じであろう (**図**)[5].

人間は様々な要求をもち, 複雑な感情をもち, 価値観も多様である. その多面的な存在に対する援助は, 多面的で複数の専門職が協力して問題解決にあたることが必要である. そのため, 他職種と連携し協力を得ることにより, 何倍もの効果が得られることが多い. 特に介護者からの情報は, 理学療法を実施する際の参考となる. また, 理学療法士の詳細な評価を他職種に提供し, 共有することも重要である. より良い連携は, 終極的には対象者のQOLを高めることとなる.

参考文献

1) 上野武治 (編): 標準理学療法学・作業療法学　精神医学. pp212-225, 医学書院, 2004.
2) 近藤克則: 検証健康格差社会―介護予防に向けた社会疫学的大規模調査. pp121-127, 医学書院, 2008.
3) 社団法人日本理学療法士協会: 平成16年度老人保健事業推進費等補助金事業 高齢者の「起き上がり」「立ち上がり」能力と自己効力を高めるケアに関する調査研究事業報告書, 2005.
4) 室伏君士: 痴呆老人への対応と介護. 金剛出版, 1998.
5) 金谷さとみ: 維持期理学療法モデル. 理学療法ジャーナル, 44 (3): 205-212, 2010.

(金谷さとみ)

3章 領域別の心理・精神的対応

6 運動器・スポーツ領域の理学療法における心理・精神的対応

運動器疾患に対する理学療法における心理・精神的対応

　一般的に，整形外科を受診する対象者は，身体のどこかに痛みを訴えて来院する．その痛みは急性疼痛や，長期にわたる慢性疼痛など様々である．急性疼痛の場合，疼痛部位に何らかの組織損傷などいわゆる器質的病変が認められ，その病期に応じた治療を行うことにより症状の軽快を迎える．しかし，器質的病変に対する治療に抵抗し，痛みの軽快に難渋する症例も少なからず経験する．このような場合は，慢性疼痛へと移行していくケースが多い．また来院された時点で慢性疼痛を訴える場合も多い．服部[1]によると，慢性疼痛保有者のうち，45％の対象者が整形外科を受診していたと報告されている（図1）．慢性疼痛の形成と進展には多くのストレス要因が関連していることが考えられ，特に不安や抑うつなどの心理状況は慢性疼痛を修飾したり，遷延化させる大きな要因となると報告されている[2]．

　国際疼痛学会によると，疼痛とは「実質的あるいは潜在的な組織損傷に結びつく，あるいはそのような損傷を表す言葉を使って表現される不快な感覚や情動体験」と定義されており，身体的に明らかな原因が認められる器質的要因以外にも，身体的には原因が認められないが心理的ストレスや精神医学的問題などを原因とする非器質的要因のものも含むとされている．

　非器質的要因による疼痛の中で代表的なものは腰痛であり，平成22年度の厚生労働省の国民生活基礎調査によると，腰痛は日本人の間で有愁訴率が最も高い症状であり，人口1,000人あたり90人以上が腰痛に悩んでいることになる[3]．しかしながら腰痛の85％以上の対象者には客観的所見が認められず，また実際にCTやMRIによる変形性脊椎症や椎間板ヘルニアなどの画像所見が認められても，その所見と対象者の愁訴とは解離が多く[2]，これらの病態には慢性疼痛の概念にみられるような，痛みとストレスとの悪循環が観察される．村上ら[2]は，身体的な疲労，外傷，病気などで痛みが生じると，筋肉・血管系の収縮，疼痛物質による刺激，二次的な血流障害，疼痛閾値の低下などの生理的変化が生じ，それらがさらに痛みを増強させる悪循環が形成され，全身的にも自律神経，内分泌，免疫系のホメオスターシスに悪影響を及ぼし，激しい疲労感，長期にわたる倦怠感，食欲不振，微熱などの多彩な全身性の愁訴に発展すると述べている（図2）．

　痛みが慢性化することにより，不安症状の出現や抑うつ傾向となるなど対象者の心理・精神状態が低下するとの報告は多くなされており[4,5]，運動器疾患において痛みをできる限り早急に取り除くことは対象者の身体機能面のみならず心理・精神面を考慮しても非常に重要なことである．そこで私たちが日ごろ臨床における対象者への対応として意識していることを私見も交え述べたいと思う．

1. 問診の重要性

　理学療法評価の際には，まず観察・問診から始める．重要なことは，もちろん対象者の訴えを傾聴すること，共感的理解を示すことであろうが，

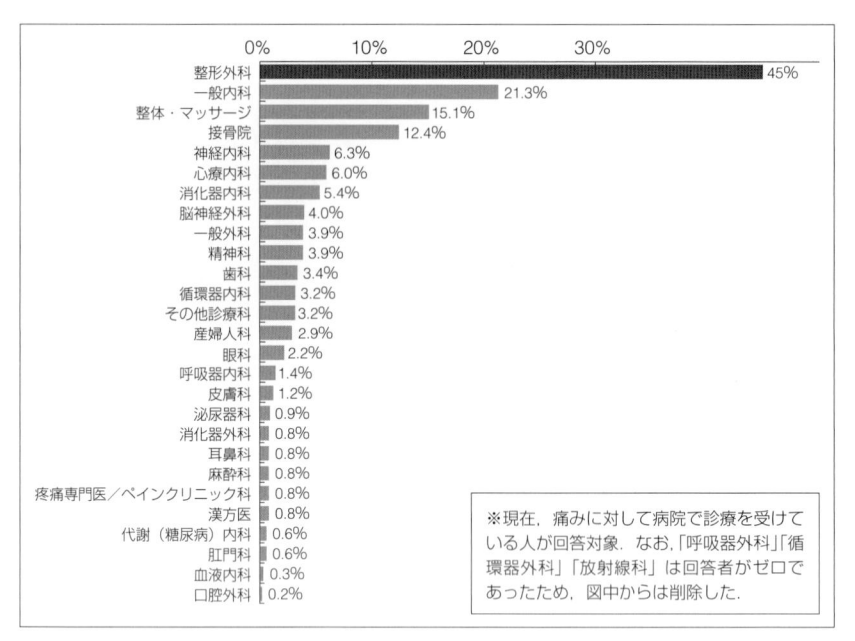

図1 痛みのための通院診療科

診療科	割合
整形外科	45%
一般内科	21.3%
整体・マッサージ	15.1%
接骨院	12.4%
神経内科	6.3%
心療内科	6.0%
消化器内科	5.4%
脳神経外科	4.0%
一般外科	3.9%
精神科	3.9%
歯科	3.4%
循環器内科	3.2%
その他診療科	3.2%
産婦人科	2.9%
眼科	2.2%
呼吸器内科	1.4%
皮膚科	1.2%
泌尿器科	0.9%
消化器外科	0.8%
耳鼻科	0.8%
麻酔科	0.8%
疼痛専門医/ペインクリニック科	0.8%
漢方医	0.8%
代謝（糖尿病）内科	0.6%
肛門科	0.6%
血液内科	0.3%
口腔外科	0.2%

※現在，痛みに対して病院で診療を受けている人が回答対象．なお，「呼吸器外科」「循環器外科」「放射線科」は回答者がゼロであったため，図中からは削除した．

（服部，2006，文献1より改変）

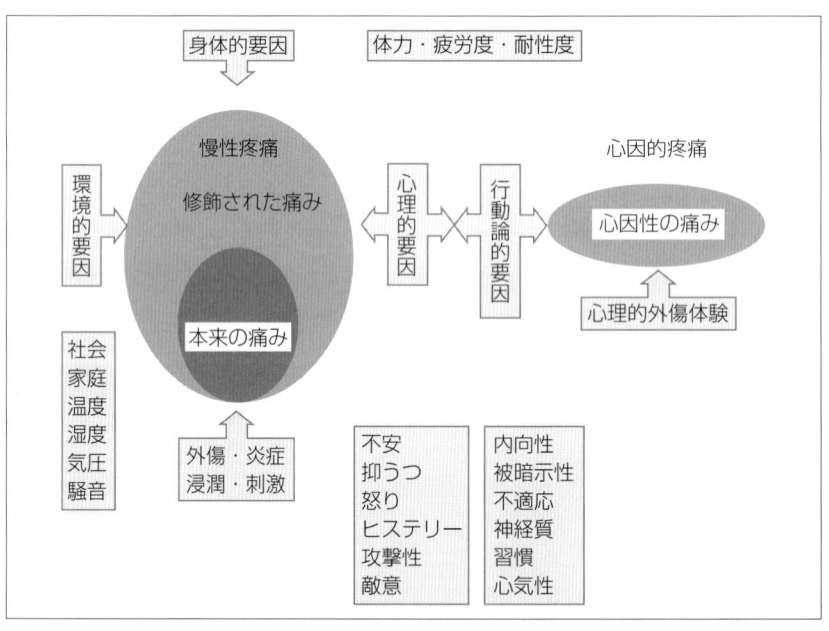

図2 慢性疼痛形成に関わる諸因子

（村上・松野，2010，文献2より）

今回のテーマに則した観点から述べると，対象者の表情，身ぶり手ぶり，言動などにおいて一貫性があるかどうか，後に行う身体機能評価との整合性があるのかどうかについて注意を払う必要がある．

つまり，対象者の性格によって，積極的に自分の訴えを主張してくる，こちらからの質問に曖昧な回答をする，質問の意図を見透かしたようなそぶりをする，不信感を抱いた態度をとるなど，様々な行動様式を示す．それらを分析することにより，

対象者がその症状に向かい合おうとしているかどうか，それともいわゆるドクターショッピングを行う対象者のように自分にとって都合の良い意見を求めてはいないかなど，対象者の心理状況を把握することが重要である．対象者の心理状況によっては痛みの原因が明確にならないと医師に不信感を抱いたり，症状が改善しない場合には治療者の責任と捉えられがちである．その際，対象者の訴えを軸に評価を行ったために，評価の一貫性と客観性が乏しくなることのないように気をつけなければならない．

その上で，理学療法士は身体的アプローチにより改善するのか，心理社会的アプローチが必要であるのか，大まかな見通しの立案が必要となる．たとえ器質的原因が明確でなかったとしても，心理社会的要因はいまだに馴染みが少なく，説明してもそれを受け入れる対象者ばかりとは限らない．そのため，対象者の性格をできる限り把握し，説明の仕方を対象者に適応させなければならない．

以上のように，問診の際は身体的所見についてのみ評価を行うのではなく，心理・精神的側面を意識的に評価するようにしなければ，身体に表出された「痛み」との因果関係を見出すことが困難となる．単に対象者の不定愁訴と決めつけてしまうことのないよう，細心の注意を払って問診を行う必要がある．

2. 理学療法評価・治療時の対応

上記を踏まえた上で，理学療法評価・治療時の対応について概説する．痛みに対する評価は成書を参考にしていただきたいが，痛みの原因を特定するためにも，痛みの発生機序，痛みの場所，どのような痛みなのか，痛みにより日頃困っていることなど4W1Hに従って丁寧に問診を進める．理学療法初期評価時には検査測定および動作観察により問題点を把握するが，「問診」を十分に行うことにより対象者には「自分の症状を受け入れてもらえた」という精神的安心感が生まれ，理学療法士との信頼関係の構築もより円滑に行うことができる狙いがある．個人的な印象では，受傷機転がはっきりしている痛みを有する対象者よりも，特に誘因なく「いつのまにか痛みが出現してきた」といった受傷機転の不明確な痛みを訴える対象者の方が「この痛みは一体何だろう？」「悪い病気なのではないか？」といった類の不安を抱いているように感じる．

次に，得られた理学所見の評価結果は，わかりやすい言葉を使って（必要であれば骨模型なども用いながら）説明することが大切であると考えている．対象者の体に何が起こって痛みが出現しているのか，今後行う理学療法の方針をできるだけ明確に示すことが重要である．対象者は，自分の痛みに対して多かれ少なかれ不安を抱いている．その痛みの原因が明らかとなるだけで安堵の表情を浮かべることもしばしばある．また，痛みを生じている組織が特定できるとともに，そこにストレスをかけている原因を説明し，治療プログラムの目的・内容を説明すると，対象者は症状の治癒に向けての意欲も高まり自発的に治療プログラムに取り組むようになる．反対に，「とにかく痛みをとってほしい」というような要望を訴える対象者は，痛みが消失しないことへの苛立ちを示したり，痛みを発生させる動作への理解が乏しいために日常生活における患部の保護などが十分に行きわたらず，痛みを増悪させてしまったりすることもしばしば経験する．

また，治療プログラムの実施によって改善した点を対象者に再認識させることも重要な点である．症状が良くなっていると実感できている間は，治療に対するモチベーションが低下することは少ないように感じる．そのため，日常生活においてできるようになった動作，歩行距離，動作スピードなど対象者本人が気づいていないようなことを，可能であれば客観的指標で示すことで，症状の改善を実感できるようになり，さらなる意欲の向上へとつなげることが重要である．

以上のように，対象者の器質的要因に対する治療を行い，早期より痛みを軽減させることはもちろん，その背景にある心理・精神的不安や社会的背景を汲み取り，配慮した対応を行うことで，格段に治療がスムーズに行えると考える．

スポーツ疾患に対する理学療法における心理・精神的対応

スポーツ領域における対応も，一般整形外科患者への対応と基本的に大きな相違はないが，スポーツを行っている対象者は学童期に多いということと，スポーツ復帰に要する期間と対象者本人の望む復帰時期との不一致など，対象者の年齢や取り巻く環境を踏まえると若干異なった心理的対応が必要となることがある．

筆者らのクリニックにおけるスポーツに起因する外傷・障害発生調査[6]によると，スポーツを定期的に行っている年代は，小学生から大学生と，学童期が大半を占める．青木[7]は，高校運動部員の退部理由として「人間関係の軋轢」，「勉強との両立」，「ケガ」などを指摘しており，これらが部活動を継続するためのストレスとなっていることがうかがえる．心因反応を発生させないためにはそのストレスを対処すること（ストレスコーピング）が重要となってくるが，成長発達の過程にある子どもは，心理的葛藤に対する処理能力が低いといわれている．一般的に小中学生年代では言語化力が未発達であり，しかも子どもという弱い立場にあることから，心理的ストレスを言語化できずに自己を抑圧することが少なくない．ストレスコーピング能力を高めるためには，自己の内的感情を言語化することが重要で，言語化を促すことにより，ストレス耐性が向上するといわれている[8]．また，渋倉らの報告によると，高校部員のストレス反応の表出を低減させるためには，部員がストレッサーに対して自分と問題との関係を良好にする問題焦点型のコーピング（表）を行うことが有効であり，適切なコーピング教育を行うことにより，部員が部活動に内在するストレッサーに対して主体的に関わることが部活動に適応していく上で重要であると述べられている[9]．

スポーツ選手のストレスの具体例として，左海[10]は下腿疲労骨折を有したジュニア競技選手に対する社会心理学的要因の調査を行った．選手達は「負けず嫌い」，「がんばり屋」，「がまん強い」

表 問題解決に対するストレスコーピングのパターン

コーピングパターン	行動例
問題焦点タイプ	建設的に問題との関係に取り組む
情動焦点タイプ	自分の情緒の安定を優先的に取り組む
問題・情動焦点タイプ	上記の両方の取り組みを行う
無抵抗タイプ	いずれのコーピングを行うことも少ない

（左海，2004，文献10をもとに筆者まとめ）

という面をもち，「まじめ」，「几帳面」という性格に加え，チームにおける自分の立場，エースの座を守るため，またボーダーラインに位置する者は周囲のライバル達との激しいレギュラー争いに面していること，さらにコーチ・指導者の期待，特に親の関与と過大な期待が絡み合っていたと報告している[10]．しかも，元旦以外は休みなしという超過密な年間スケジュールの中では，痛みを訴えることによって競争から脱落することは必至であり，痛みを隠してでも練習を継続し，それなりの実績を印象付けなければという切羽詰まった気持ちが生じることとなると述べている．さらに進学問題，特にスポーツ推薦入学が関係してくる者の心理として，抑うつ状態の危険性が容易に察し得ると述べられている．こういった学童期のスポーツ選手の心理を把握せずにスポーツ理学療法が成り立つとは思えない．

また，移植腱を用いた靱帯再建術などを行った対象者は，その術式の影響により競技復帰までの期間がさらに長期に及ぶため，高いモチベーションを保ったままトレーニングを行うことには大変な努力が必要となる．丸山ら[11]は，選手が受傷直後からスポーツ復帰するまでの間の心理状況の変化を調査し，心の支えが最も必要な時期は運動制限期間中であったと述べている．この間の心の支えとしては，チームメイトの存在が最も大きく，自分自身の競技に対する強い気持ちという回答も半数以上得られた．一方で医師・看護師と回答したものは15％程度にとどまった．この報告には理学療法士は触れられていなかったが，理学療法士は医療従事者の中では選手と関わる期間が最も

長い職種であると考える．このため理学療法士は，このような選手の心理や取り巻く背景を十分に理解して対応する必要があり，選手自身の強い気持ちを維持させる工夫をしなければならない．

その際，筆者らが意識していることは，ケガをしたこと，手術をしたことに対して前向きな考えをもてるように促していくことである．部活動を行っている対象者に話す言葉の一例をあげると，「ケガをした時の状態って，どこか体の使い方が悪かったからケガをしたんだと思うよ．今回病院に来て悪いところを全部チェックするから，復帰するころにはケガをした時よりもさらにレベルアップして復帰できるね．今見つかってむしろラッキーだったんじゃない？　そのかわり，いろんなところのトレーニングをしないといけないからきついけど，がんばろうな」といったような声かけをしている．ここでも，対象者が到達しないといけないレベルをはっきりと示し，今行うべきトレーニングの意味を理解させることで対象者自身が主体的にトレーニングに取り組めるように促している．

また，筋力や関節可動域，ファンクショナルテストなどを定期的に実施して数値を選手にフィードバックする際にも，その数値の示す意味をどれだけ正確に伝えていけるかが重要と考える．例えば「膝伸展筋力が屈曲筋力に比べて弱いから鍛えましょう」では不十分で，「こういう姿勢で着地した際に体が踏ん張れないでしょう」などのように動作の例を説明することにより，選手は実際の動作をイメージしやすい．また，ケガの未完治者はケガの程度やパーソナリティに左右されるものの，程度の差こそあれ抑うつ，緊張，怒り，敵意，失望や情緒混乱という心理状態に陥るとの報告もあり[12]，スポーツ選手の心理状態をその時期に応じて十分理解し，共感的な対話による適切なアドバイスや援助を与えることにより，精神の安定，積極的な理学療法・リハビリテーションへの取り組みを支援することが必要となる．

理学療法とは，対象者の症状の回復過程を最も良好な状態に仕向けることである．そのために特に運動器疾患・スポーツ疾患のある対象者には，自らの症状の理解と，理学療法の目的の理解が必要である．私たちの主観を脱し得ないが，優しく受け身的な治療を望む対象者（とりわけスポーツ障害において）では，再受傷のリスクが高いと考えている．理学療法には当然教育的要素も含んでいると考えられ，対象者本人に自らの身体的変化を気づかせるのも理学療法士の役割であると考える．そのためには，メンタル（心理・精神）とフィジカル（身体）の一元論として理学療法を行うことが重要であり，今後ますます複雑化してくる社会の中で，この古くて新しい考えが学問体系化された形で認識される必要がある．

参考文献

1) 服部政治：日本における慢性疼痛保有率．日薬理誌，127：176-180，2006.
2) 村上正人，松野俊夫：筋骨格系の慢性疼痛と心理社会的ストレス―心療内科における診断と治療―．日大医誌，69（3）：183-188，2010.
3) 平成22年国民生活基礎調査の概況　厚生労働省．http://www.mhlw.go.jp/toukei/saikin/hw/k-tyosa/k-tyosa10/3-1.html
4) 吉邨善孝・他：疼痛患者の心理的要因の検討．臨床精神医学，25（12）：1497-1504，1996.
5) 小林如乃・他：電気痙攣療法を受療する慢性痛患者とその他の慢性痛患者の心理的諸問題に関する比較．日本ペインクリニック学会誌，19：1-9，2012.
6) 古川裕之・他：スポーツの違いによる傷害発生部位の特徴―スポーツクリニックによる外来調査．神戸学院総合リハビリテーション研究，4（2）：31-39，2009.
7) 青木邦男：高校運動部員の部活動継続と退部に影響する要因．体育学研究，34：89-100，1989.
8) 田中英高：年代別メンタルヘルス―こころの問題への理解と対応　学童期．臨床と研究，88（3）：287-292，2011.
9) 渋倉崇行，森　恭：高校運動部員の部活動ストレッサーに対するコーピング採用とストレス反応との関連．スポーツ心理学研究，29（2），19-30，2002.
10) 左海伸夫：下腿疲労骨折とシンスプリントのマネージメントにおける社会心理学的対応．整スポ会誌，24（2）：203-210，2004.
11) 丸山ちあき，山岸明子：大学生スポーツ選手が経験した受傷から復帰までの心理的変化．整形外科看護，15（6）：653-657，2010.
12) 青木邦男，松本耕二：スポーツ外傷・障害が選手の心理に与える影響．日本臨床スポーツ医学会誌，13（4）：451-458，1996.

（大久保吏司・古川裕之）

3章 領域別の心理・精神的対応

7 内部障害領域の理学療法における心理・精神的対応

心疾患に対する理学療法における心理・精神的対応

　米国公衆衛生局[1]により心臓疾患者のリハビリテーションは，「医学的な評価，運動処方，冠危険因子の是正，教育およびカウンセリングからなる長期にわたる包括的なプログラム」と定義され，さらに「このプログラムは，個々の対象者の心疾患に基づく身体的・精神的影響をできるだけ軽減し，突然死や再梗塞のリスクを是正し，症状を調整し，動脈硬化の過程を抑制あるいは逆転させ，心理社会的ならびに職業的状況を改善することを目的とする」とされている．このように，心臓疾患者の理学療法・リハビリテーションでは体力改善や冠危険因子の是正などを目的とした運動療法に加えて，十分な心理・精神的対応が必要であることが明示されている．

1. 心疾患者の心理・精神的特徴

　心疾患を発症すると，他の疾患以上に死への恐怖に曝されることにより，強い精神的ストレスを受ける．また，侵襲的な検査や救命処置に加えて，不慣れな入院環境や安静治療による身体的苦痛，さらには再発や復職についての不安などが重なり，不安や抑うつ状態に陥っている対象者も少なくない．

　精神的なストレスは副腎髄質や交感神経からカテコールアミン分泌を促進させる．カテコールアミンの心臓への過剰な刺激は心不全の病態に悪影響を及ぼす可能性がある．そのため，心不全急性期からのストレスコントロールは極めて重要である．また，精神的なストレスによる交感神経活性が亢進することにより，血小板凝集能が亢進し血液粘度が高くなる．このことは心筋梗塞の発症に深く関与する．特にうつ病の診断を受けている対象者は，健常者に比べて血小板凝集能が亢進している（血液が固まりやすい）ことや血漿NO値が低下している（血管内皮機能が障害されている）ことも報告されている．ゆえに入院前の精神状態や生活状況の把握が重要となる．

　心疾患とうつ症状の関係はかなり以前から指摘されていたが，1993年のFrasure-Smithらの心筋梗塞後のうつの予後に及ぼす影響に関する研究が有名である[2]．Frasure-Smithらはカナダのモントリオールの大学関連病院にて急性心筋梗塞後に発症した大うつ病性障害の6カ月後の予後に及ぼす影響を検討し，心筋梗塞発症後のうつ症状の存在は有意な予後予測因子であり，左室機能や心筋梗塞の既往などを調整してもうつ症状の有無が4.29倍（95％ CI 3.14-5.44）にもなることを報告している．また，欧米の心不全患者のうつ症状の有病率は約22％で，ニューヨーク心臓協会（New York Heart Association：NYHA）心機能分類との関連が強いことが報告されている[3]．特に，心不全患者がうつ症状を発症すると死亡や新しい心イベントなどの発症リスクが2.1倍（95％ CI 1.7〜2.6）になる[3]．すなわち，重症心不全患者にうつ症状を合併した場合は，理学療法介入にあたり，より注意が必要ということになる．

　日本の心不全患者については，名古屋大学の山田らのグループによる多施設研究PTMaTCHの報告がある[4]．その報告によるとHospital Anxiety and Depression Scale（HADS）-Depression：

表1 心疾患によく用いられる心理・精神尺度

	質問表（検査名）	内容
抑うつ	ベック抑うつ質問表 Beck Depression Inventory®-II（BDI®-II）	過去2週間の抑うつ症状の評価
抑うつ	Patient Health Questionnaire-9（PHQ-9）	米国精神医学会の診断基準に準拠してSpitzerらが開発した抑うつ尺度
抑うつ	Zung Self-Rating Depression Scale（Zung SDS）	自己評価式抑うつ尺度
抑うつ	Center for Epidemiologic Studies Depression Scale（CES-D）	自己評価式抑うつ尺度
抑うつ・不安	Hospital Anxiety and Depression Scale（HADS）	身体的疾患を有する患者の精神症状（抑うつと不安）の測定
不安	状態・特性不安検査 State-Trait Anxiety Inventory（STAI）	状況不安，特性不安の両側面を測定
感情・気分	Profile of Mood States（POMS）	緊張・抑うつ・怒り・活気・疲労・混乱の6つの因子を評価
精神的健康度	General Health Questionnaire（GHQ）	主として精神障害の症状把握，評価および発見

HADS-D≧8点以上が26.4〜31.2％とされている．日本の心不全患者の方がうつ症状を合併する割合がやや多いが，高齢心不全が多く，日常生活活動の困難感が強いことが背景にあると思われる．また日本人を対象にした他の前向きコホート研究では，心不全患者の23.5％にうつ症状を認め（Center for Epidemiologic Studies Depression Scale：CES-D score ＞ or＝16），死亡または心不全入院率が非うつ症状例と比べて高く（34.0％対10.3％），心不全にうつ症状が合併すると年齢や脳性ナトリウム利尿ペプチド（BNP）を調整しても2年後に死亡または心不全入院するリスクが3.29倍高かったと報告されている[5]．

2. 心疾患者の心理・精神面の評価

感情や意欲などの心理・精神は主観的であり，個人の価値観や宗教，経験などが複雑に作用することが多いため，言語化されにくい（客観的に示しにくい）特徴がある．すなわち対象者の心理や精神状態の把握は簡単ではなく，単に質問をすることにとどまらず声の大きさや表情，表現の仕方などを注意深く評価することが必要である．

「ものごとに対してほとんど興味がない，または楽しめない」や「気分が落ち込む，憂うつになる，または絶望的な気持ちになる」というような日常生活を抑制するほどの憂うつ感や抑うつ感が2週間以上毎日のように認められるようになったら，以下に挙げるような専門的な心理・精神尺度を使って詳細を評価することに加えて，専門医に相談することが重要である．

表1にはより簡便な方法である各種評価方法をまとめたが，どの評価法にも短所と長所があり，1つの評価で心理・精神全体を把握することは難しい．多くの質問は患者の負担やストレスとなるため，目的に合った尺度の選択が必要である．

3. 心疾患の理学療法における心理・精神的対応

❶ 十分なインフォームドコンセント

『急性心筋梗塞（ST上昇型）の診療に関するガイドライン』（日本循環器学会，他）では，不安や抑うつを防止したり治療するためには，患者およびその家族に対する早期の病状説明や生活指導が重要である，としている．このことは理学療法における心理・精神的対応にも共通しており，理学療法の計画や経過，今後の方針について，対象者およびその家族に十分に説明することの重要性を示唆している（表2）．

近年，早期離床（早期理学療法・リハビリテー

表2 具体的な対応

① 理学療法評価の結果，今後の方針（目標），スケジュールについて説明し，現状の理解を促す
② 対象者の訴えを傾聴し，現状の理解度を把握する
③ 本人の病気についての受け止め方や今後の希望を把握する
④ 対象者の家族から，患者の入院前の精神状態や生活状況を聴取する
⑤ 対象者の家族にも理学療法に関する情報を共有し，現状の理解を促す

ション）が定着し，早く起こすことこそが一番と考える理学療法士も少なくないが，対象が心疾患であるからこそ，病状を軽視した強引な早期理学療法・リハビリテーションの実施は慎まなければならない．睡眠導入薬による十分な睡眠や抗不安薬の投与などが精神的支援としてガイドラインで推奨されていることからも，対象者の気分や気持ちの十分な傾聴を行い，十分な休養と安静の必要性を理解した上で早期からの理学療法を実施することが重要である．

理学療法開始後は，自分のボディ・イメージと実際の身体機能との乖離から，気持ちが動揺したり，不安感や過剰な緊張感が出現し血圧上昇の要因となることがある．あらかじめ予想できる筋力やバランス機能の低下は理学療法開始前に十分に説明しておくことが重要である．

❷ 包括的疾患管理と認知行動療法的アプローチ

理学療法のみでは，心疾患に合併するうつ症状をはじめとした精神心理の問題を解決することは難しい．心疾患に合併する精神心理の問題に対しては精神療法などのアプローチが重要であり，専門家の参加も期待されているが，現実的には心理療法士などの導入は進んでいない．

疾病を包括的に管理し再発を予防したり，病状の悪化を抑制することは，精神心理面の問題を解決に導く．そのため，多職種による対象者教育（系統的な指示，指導）やカウンセリング（助言，支援，相談）などチーム医療が重要である．特に，評価や指導を一方的に実施するのではなく，成果を定期的に評価してフィードバックすることが重要である．

近年，認知行動療法的アプローチによる疾病管理が注目されている（**表3**）．知識があったり目標があったりしても，わかっているけれどできない，守れないという場合に次に進む手がかりを与えてくれるといわれている．

❸ 運動療法の効果

理学療法士の主たる治療手段である運動療法は，うつ症状に対して改善効果があることが知られている[7]．心疾患の運動療法は1回30分以上の有酸素運動を週3回以上できれば毎日行うことを基本としている．

一方，「安静や休息が心臓に最も良い」と考える人は少なくない．そのため，安全で正確な運動処方は欠かせない．適切な強度で運動を続け活動量を維持することは，心肺系フィットネスを改善し，狭心症状や心不全症状を改善することから，うつ症状の軽減につながる．

呼吸器疾患に対する理学療法における心理・精神的対応

日本の慢性閉塞性肺疾患（COPD）の有病率は8.6％で，現在約530万人がCOPDに罹患していることが報告されている．実際に治療を受けている対象者数はこのうちの約7％（38万人）と推測されている[8]．そのため，今後さらに治療を必要とする症例が増加することが予想されている．

1. 呼吸器疾患の心理学的特徴

COPDは，「有毒な粒子やガスの吸入によって生じた肺の炎症反応に基づく進行性の気流制限を呈する疾患」と定義される[9]．1秒率（FEV1％）が70％未満でCOPDと診断されるが，近年，その影響は肺に加えて全身に及ぶことから（**表4**），全身性の炎症疾患と考えられるようになっている．

表4の⑥にあるように，COPDの重症化に伴い，慢性の咳や痰，呼吸困難，運動能力低下が顕著に

表3　認知行動療法のイメージ

① ストレスに気づこう
② 問題をはっきりさせよう
・問題リストの作成，解決目標の設定，目標の適切性の確認
③ バランスのよい考え方をしよう
・自動思考*1に気づき，挑戦する（チェックシートの活用）
④ 問題を解決しよう
・問題解決能力を育てる，アクションプランを立てて行動する，生活のリズムを回復する（ワークシートと習慣活動記録表の活用）
⑤ 人間関係を改善しよう
・人間関係をチェックする，自分の気持ちを相手に伝える
⑥ スキーマ*2を調整しよう
・スキーマに気づき，行動を通してスキーマを修正する

＊1：現実以上に悲観的に考えるなど，頭の中に浮かんでくる考え．
＊2：「人には弱みを見せてはいけない」といった本人の自動思考に共通する「特徴的な考え方のクセ」．

（大野，2003，文献6より）

表4　COPDの全身的影響

① 全身性炎症：炎症性サイトカインの上昇，CRPの上昇
② 栄養障害：脂肪量，除脂肪量の減少
③ 骨格筋機能障害：筋量・筋力の低下
④ 心・血管疾患：心筋梗塞，狭心症，脳血管障害
⑤ 骨粗鬆症：脊椎圧迫骨折
⑥ 抑うつ
⑦ 糖尿病
⑧ 睡眠障害
⑨ 貧血

（日本呼吸器学会・他，文献9，2009より）

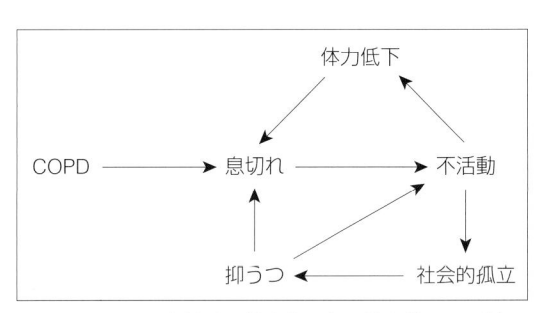

図1　COPDの身体的，社会的，心理社会的因果関係
（GOLD, 2011，文献10より）

なり，長い間それらの症状に悩まされることになるために，将来の生活や生命予後に対する不安からうつ状態になることが知られている．特にCOPDは体を動かすと苦しくなるために，身体活動量が少なくなり，そのことでさらに体力が低下し外出を控えるようになる．その結果社会的に孤立するようになり，不安やうつ症状を生じやすい状態になる．不安やうつ症状を合併すると対象者の人生の質（Quality of life：QOL）はさらに低下し，まさに呼吸困難の悪循環に陥ることになる（図1）[10]．

Zhangらが行ったCOPD患者とうつ症状に関するメタアナリシスによると，COPDのうつ状態は24.6％で，COPD以外のコントロール群に比べて有意にうつ状態が多かったと報告している[11]．久留米大学の伊藤らの報告でも，COPD患者は，対照群と比較してうつ症状の有病率が有意に高く，相対リスクは7.58倍であることを報告している[12]．さらに，うつ病自己評価尺度のCES-Dを使ったHananiaらの研究では，CES-D＞16点の群は前年度の症状増悪回数や入院の有無が有意に多いことが報告されている[13]．また，実際に重症なCOPDでうつ症状を合併すると，急性増悪による入院が増えたり[14]，希死念慮や自殺企図が多いことが報告されている[15]．また，驚くことにCOPD患者の96％に不安症状が認められたとする報告もあり[16]，COPD患者に対して理学療法を行う上では，心理精神面の評価はきわめて重要である．

2. 呼吸器疾患の心理評価

COPD患者に抑うつや不安状態が合併すると，身体活動性やQOLが低下するだけでなく，再入

表5 COPD患者によく用いられる心理精神尺度

抑うつ	Center for Epidemiologic Studies Depression Scale（CES-D）	自己評価式抑うつ尺度
抑うつ	Geriatric Depression Scale（GDS）	老年期うつ病評価尺度
抑うつ	Brief Assessment Schedule Depression Cards（BASDEC）	高齢入院患者の抑うつ評価尺度
抑うつ	ベック抑うつ質問表 Beck Depression Inventory®-II（BDI®-II）	過去2週間の抑うつ症状の評価
抑うつ・不安	Hospital Anxiety and Depression Scale（HADS）	身体的疾患を有する患者の精神症状（抑うつと不安）の測定
抑うつ・不安	Primary Care Evaluation of Mental Disorders（PRIMEMD）	抑うつと不安の測定
不安	Anxiety Disorder Interview Schedule for DSM-IV（ADIS-IV）	DSM-IVの診断基準に基づいた不安評価

（米国精神医学会，1994，文献19をもとに作成）

表6 COPDに対する呼吸リハビリテーションの効果

- 運動能力の改善（エビデンスA）
- 呼吸困難感の軽減（エビデンスA）
- 健康関連のQOLの改善（エビデンスA）
- 入院回数と入院日数の減少（エビデンスA）
- COPDによる不安と抑うつの軽減（エビデンスA）
- 上肢の筋力と持久力トレーニングによる上肢機能の改善（エビデンスB）
- 効果はトレーニング終了後も持続（エビデンスB）
- 生存率の改善（エビデンスB）
- 呼吸筋トレーニングは特に全身運動トレーニングと併用すると効果的（エビデンスC）
- 増悪による入院後の回復を促進（エビデンスB）
- 長時間作用型気管支拡張薬の効果を向上（エビデンスB）

（Quint・他，文献17，2008より）

院率や死亡率が増加することから[17,18]，理学療法士はCOPD患者の理学療法介入中に注意深くうつ状態や不安状態を観察する必要がある．心疾患同様，「ものごとに対してほとんど興味がない，または楽しめない」や「気分が落ち込む，憂うつになる，または絶望的な気持ちになる」というような日常生活を抑制するほどの憂うつ感や抑うつ感が2週間以上にわたり認められるようであれば，専門的な心理精神尺度を使って詳細な評価をすることが必要になる（**表5**）[19]．

3. 呼吸器疾患の理学療法における心理・精神的対応

心疾患同様，十分なインフォームドコンセントや包括的疾患管理と認知行動療法的アプローチは呼吸器疾患の理学療法における心理・精神的対応としても重要である．

中等症以上の対象者への呼吸理学療法は，**表6**に示すような各種効果が認められており，特に不安と抑うつの軽減はエビデンスレベルAとされている[20]．COPDと診断されても適切な理学療法を行うことで，多くの臨床的効果が得られる[21,22]ことを丁寧に説明することは，対象者の不安を取り除くために重要である．

呼吸器疾患は「治らない病気」であったり「療養」というイメージが強い．また，理学療法実施中にも呼吸困難が出現することも多い．しかし，一般的に身体運動は抑うつに対して有益な効果をもたらすといわれており[20]，理学療法を継続

表7 BODE index

	0	1	2	3
予測値に対する1秒率	65%以上	50〜60%	36〜49%	35%以下
6分間歩行距離	350m以上	250〜349m	150〜249m	149m以下
呼吸困難感スケール（MRC）	0-1	2	3	4
BMI	21以上	21未満		

(Celli・他, 文献20, 2004より)

していれば，症状が軽減したり再入院が少なくなったりと，丁寧な説明を通じて治療効果の可能性を強調することは重要である．

近年，COPDの生命予後を推測するBODE indexという指標が示されている[23]（**表6，表7**）．BODEとは，①B（body mass index, BMI），②O（obstruction）肺機能による気道の閉塞の程度，③D（dyspnea）呼吸困難感，④E（exercise）運動能力の頭文字をとったものである．点数が高いほど重症で，指標の総合点で予後が推測できるという利点がある．すなわち，呼吸機能改善や体重増加は難しいが，運動能力（6分間歩行距離）を延長することや運動を継続することで息切れに慣れることなど，スコアを上げる努力で予後の延長につながることを意味しており，対象者の理学療法へのアドヒアランス向上のためにも，BODE indexを使用することもできる．

参考文献

1) Wenger NK, et al：Cardiac rehabilitation as secondary prevention. Agency for Health Care Policy and Research and National Heart, Lung, and Blood Institute. *Clin Pract Guidel Quick Ref Guide Clin*, 17：1-23, 1995.
2) Frasure-Smith N, et al：Depression following myocardial infarction. Impact on 6-month survival. *JAMA*, 270（15）：1819-1825, 1993.
3) Rutledge T, et al：Depression in heart failure a meta-analytic review of prevalence, intervention effects, and associations with clinical outcomes. *J Am Coll Cardiol*, 48（8）：1527-1537, 2006.
4) 清水優子・他：心不全に合併する抑うつ．心臓リハビリテーション，16（1）：63-67, 2011.
5) Kato N, et al：Relationship of depressive symptoms with hospitalization and death in Japanese patients with heart failure. *J Card Fail*, 15（10）：912-919, 2009.
6) 大野 裕：こころが晴れるノート．創元社, 2003.
7) Daley A. Exercise and Depression：A Review of Reviews. *J Clin Psychol Med Settings*, 15：140-147, 2008.
8) Nishimura S, Zaher C. Cost impact of COPD in Japan：opportunities and challenges? *Respirology*, 9（4）：466-473, 2004.
9) 日本呼吸器学会COPDガイドライン第3版作成委員会, 社団法人日本呼吸器学会：COPD（慢性閉塞性肺疾患）診断と治療のためのガイドライン 第3版．メディカルレビュー社, 2009.
10) GOLD（Global Initiative for Chronic Obstructive Lung Disease）：Global Strategy for the Diagnosis, Management, and Prevention of Chronic Obstructive Pulmonary Disease. Update 2011.
11) Zhang MW, et al：Prevalence of depressive symptoms in patients with chronic obstructive pulmonary disease：a systematic review, meta-analysis and meta-regression. *Gen Hosp Psychiatry*, 3（3）：17-23, 2011.
12) Ito K, et al：Depression, but not sleep disorder, is an independent factor affecting exacerbations and hospitalization in patients with chronic obstructive pulmonary disease. *Respirology*, 17（6）：940-949, 2012.
13) Hanania NA, et al：Determinants of depression in the ECLIPSE chronic obstructive pulmonary disease cohort. *Am J Respir Crit Care Med*, 3：604-611, 2011.
14) Laurin C, et al：Impact of anxiety and depression on chronic obstructive pulmonary disease exacerbation risk. *Am J Respir Crit Care Med*, 185（9）：918-923, 2012.
15) Goodwin RD：Is COPD associated with suicide behavior?. *J Psychiatr Res*, 45（9）：1269-1271, 2011.
16) Gle DP, Baum GL：Psychological aspects of chronic obstructive pulmonary disease. *Med Clin North Am*, 61：749-758, 1997.
17) Quint JK, et al：Relationship between depression and exacerbations in COPD. *Eur Respir J*, 32：53-60, 2008.
18) Xu W, et al：Independent effect of depression and anxiety on chronic obstructive pulmonary disease exacerbations and hospitalizations. *Am J Respir Crit Care Med*, 178（9）：913-920, 2008.
19) 米国精神医学会：DSM-Ⅳ．1994.
20) 慢性閉塞性肺疾患の診断, 治療, 予防に関するグローバルストラテジー2011年改訂版．http://www.gold-copd.org/uploads/users/files/GOLDReport2011_Japa-

nese.pdf

18) Coventry PA, Hind D：Comprehensive pulmonary rehabilitation for anxiety and depression in adults with chronic obstructive pulmonary disease：Systematic review and meta-analysis. *J Psychosom Res*, 63（5）：551-65, 2007.

19) Coventry PA：Does pulmonary rehabilitation reduce anxiety and depression in chronic obstructive pulmonary disease? *Curr Opin Pulm Med*, 15（2）：143-9, 2009.

20) Celli BR, et al：The body-mass index, airflow obstruction, dyspnea, and exercise capacity index in chronic obstructive pulmonary disease. *N Engl J Med*, 350（10）：1005-1012, 2004.

〔高橋哲也〕

3章 領域別の心理・精神的対応

8 小児の理学療法における心理・精神的対応

小児領域の理学療法は，療育の一環として提供される．その関わりは出生後から生涯にわたり，対象児とその家族の自立に向けた支援を行う役割がある．

対象となる疾患は，脳性麻痺・精神運動発達遅滞などの発達障害が中心となるが，近年の新生児医療の進歩により疾患は多岐にわたるようになった．また，脳炎・脳症・頭部外傷などによる後天性障害も数は少ないが存在している．

小児の理学療法を行うにあたって，まず対象児の基本的な特徴を知っておくことが大切である．①脳の可塑性による機能回復がみられること，②発達途上の脳に対する障害の影響が大きいこと，③成長と発達を念頭に置いて進めていくことが必要であること，④家族の協力が欠かせないこと，などである[1]．しかし，運動発達の促進や機能向上のみを目標に進めるのではなく，「全体的な発達」を念頭に置いて行う必要がある．

理学療法を行うにあたり，運動，知能の面だけなく，認知や情緒の発現，社会性など「人」として多軸的な視点で子どもを把握しなくてはならない．そのためには，運動機能だけに目を向けるのではなく，子どもに認知発達の様子や行動傾向を把握し，子どもの姿を総合的に理解することが必要である．また，その子を養育する家族へのサポートも重要な要素となる[2]．

心理・精神的対応に必要な要素

1. 発達の捉え方

子どもが大人へと成熟していく過程には，体重・身長の増加などの量的・形態的変化（成長）だけではなく，ハイハイから一人歩きする，手で物を操作する，言葉を話すなど質的・機能的変化（発達）が重要である．

発達には法則性があり，方向性，順序性，感受性などの特徴がある[3]．また，発達は，運動機能，知的，知覚，思考の各領域の発達が相互作用しながら統合される．発達の評価に際しては，ある一定の月齢・年齢で一つの発達項目だけをみて判断してはならない．加齢による変化と各分野での発達を総合的に評価することが重要である[4]．

このように，年齢に応じた発達段階，各領域の発達段階を捉えることが，子どもを総合的に理解し，治療を進めていく上で必要不可欠な要素である．

日常診療で多く用いられる乳幼児期から学童期での発達・知能検査法およびその特徴を**表**に示す．

2. 心理面の発達[4]

心理面の発達の程度を客観的に示す指標はないが，心理発達の過程を適切に経ないで発達した小児は学童期・思春期以降に様々な"こころ"の問題・行動上の問題（心因反応・不登校）などが生

97

表 乳児期に用いられる主な発達・知能検査

検査方法	対象年齢	検査時間	特徴
遠城寺式乳幼児分析的発達検査法	0〜4歳8カ月	15分前後	運動・社会性・言語の領域からなり，短時間で比較的手軽に行えることもあり，スクリーニング的な発達評価法として用いられることが多い．
津守・稲毛式乳幼児精神発達診断法※	0〜7歳	20〜30分	運動・探索操作・社会・食事排泄生活習慣・理解言語の領域からなり，養育者が日ごろの観察に基づいて質問紙の項目に答える形式で行えるため，特別な設備や用具は不要．
日本版デンバー式発達スクリーニング検査	0〜6歳	10〜20分	個人社会・微細運動適応・言語・粗大運動の領域からなり，各発達項目ごとに通過率が25，50，75，90％になる月齢・年齢が読み取れる．
新版K式発達検査	3カ月〜13歳	30〜60分	姿勢運動・認知適応・言語社会の領域からなり，実際に小児の観察をしたり，所定の検査用具を用いて課題を与えて検査を行う．
日本版ミラー幼児発達スクリーニング検査	2歳9カ月〜5歳8カ月	30〜40分	感覚運動・協応性・言語・非言語（視知覚）・複合能力の領域で評価を行い，そのパターンにより発達の問題点を明らかにし治療計画に資することを目的にしており，DQ・IQ値は算出しない．
ウェクスラー系知能検査	3歳10カ月〜	60分前後	幼児期にはWPPSI，それ以降はWISC-Ⅲが用いられる．言語性IQと動作性IQに分かれ，その下位検査項目により発達プロフィール分析が可能である．偏差値IQを用いている．
田中・ビネー式知能検査	2歳〜	30〜60分	知能を個々の因子に分析せず，包括的に測定し，精神年齢を算出し暦年齢で除することによりIQを算出する．

※3〜7歳は津守・磯部式

（川上，2003，文献4より）

ずる危険性が指摘されている．心理面の発達に必要なポイントは以下のとおりである．

❶ 基本的信頼感の獲得（乳児期）

基本的信頼感を獲得するには，母児の愛着形成が重要であり，子どもへの語りかけや，身体接触（スキンシップ）も重要な役割を果たしている．

❷ 自立（反抗期，2〜3歳ころ）

行動範囲が広がり，言葉で自分の意思を伝えられるようになると，自我が発達して周囲に反抗し，何でも自分で行おうとする．新たなことに挑戦することで意欲が盛んになり，成功すると自信を獲得し，失敗してもその経験を通じて学ぶ．

周囲，特に親は「待つこと」「任せて見守ること」の重要性を知ることが大切である．この時期は自分のやりたいようにやるという欲求が強くなるが，周囲との共存を十分に理解できていない．これは大人の保護を拒否する行動がしばしばみられ第一反抗期とよばれる．

❸ 自制・自立心の発達（幼児期後期）

4歳過ぎころから反抗期もしだいにおさまり，周囲に合わせ自分の欲求を抑制する「自律性」が形成されてくる．「周囲の人の存在を認める」「周囲の状況に対し自分を変え，どうふるまうか」と"ソーシャルスキル"を会得することができるようになる時期である．このためには，周囲の状況を適切に判断し他人の態度や表情から感情を読み取り，適切な対応をする能力が必要となり，将来の学校生活・社会生活を行っていく上で重要なスキルとなる．

上記の心理過程は重複しながら発達していく．これらの心理的発達は知的発達以上に環境因子，特に親子関係（母子関係）が大きく関わっているが，個人差が大きく，どこまでを正常，どこからを異常と判断するかは難しい．幼児期の心理面の

発達は，学童期・思春期以降の様々な問題行動と関連する可能性が指摘されており，そのような側面にも眼を向けるべきである．

3. 障害受容

障害受容は，理学療法を進める上で重要な課題である．岩瀬ら[5]によると，障害児の母親が子育てを辛いと感じた時にもっと援助してほしかった人として，配偶者の次に理学療法士，作業療法士があげられている．理学療法士・作業療法士は積極的な対応・援助が求められている．

障害児をもつ親に対する援助は，個別のカウンセリング，そして同じような悩みを抱える親たちが集うグループカウンセリングに加えて，一日のうち短時間であっても子どもを安心できる場所に預け，自分自身と向き合える時間をもつことが有効である[6]．

近年，理学療法士の早期介入により，診断前の関わりも増えてきており，診断告知以前から，子どもへの関わり方や支援についてアドバイスすること，また保護者への精神的サポートを行う体制を関係機関とともに整えるなどの適切な対応も求められている．

その他に，筋ジストロフィーなどの進行性疾患に関しては，運動機能の低下に伴い，できていたことができなくなっていく過程は，日常生活に対して消極的になり，意欲を喪失させていく．家族だけではなく，本人の知的発達の状況に応じて，障害受容を注意深く見守る必要がある．

4. 環境面の評価

Hunt[7]によると「発達とは情報処理の過程であり，内在する動機づけによる環境への能動的な働きかけ」と定義している．このことから，子どもに対して必要な刺激や動機付けがないと発達を遅らせることにもなる．両親や兄弟姉妹・祖父母など子どもをとりまく家族の関わり方，保育・教育現場の状況など，環境面での課題を評価することも重要である．

障害による心理的特性

1. 脳性麻痺

脳性麻痺児の心理的課題は非常に多く，知覚，感覚，言語，記憶，情緒，社会適応などすべての領域にわたって課題を認めることも多い．他に，情動・行動上にも課題が多いといわれている．今村[8]は，よく目につくものとして，過度の人見知り，自傷，異食，ヘッドバンキング（点頭：うなずくこと），脳障害症状，自閉様症状，神経症，精神および身体症状などをあげている．

このような発達の不均衡により，二次的に心因性の情緒不安定をもたらすことも多く，幼児期では，運動機能の欠如が経験の不足と社会適応の未熟性につながることも多く認められる．学齢期には社会的経験が増すことにより，過度の緊張，神経過敏，自発性の欠如，自信喪失などの状態を引き起こすことになる[7]．

2. その他の運動障害[7]

整形外科系疾患の障害では，程度にもよるが，運動障害以外の感覚，言語などの障害を併せもつことは少ない．したがって，それだけ環境から受ける刺激を鋭く捉えていると考えなければならない．藤田ら[9]は，障害児が自分の性格について，劣等感で性格が萎縮している，自己嫌悪に陥っているなど内省が多いと述べている．また橋本ら[10]は，非脳損傷児では"消極的""意欲の喪失"が年齢に伴って増えていることを報告している．これらの課題は環境による二次的影響が大きい．

環境要因としては，人為的環境要因（保護者の態度・対応など），物理的環境要因（達成不可能な目標設定など）があげられる．

3. 重症・重複障害[7]

重症・重複障害児の行動は，移動能力の制限から，行動の範囲が狭く，さらに意思表示が十分できないために要求が達成できないなどの制限がある．その結果，多くの異常行動を引き起こすことにつながる．頻度の高い順でみると，興奮（奇声，さわぎ，悪態），口に関するくせ（指しゃぶり，口へ手を入れる，よだれこね），不機嫌（拒絶，つっかかり，いじわる，やつあたり）などが多い．これらの異常行動は，脳の器質的損傷によるものが主であるが，施設入所児であれば，施設という特殊な環境や，運動障害や意思疎通が困難であるために緊張状態を生み，その結果によるところも大きいと思われる．

小児の理学療法における心理・精神的対応

理学療法士は発達に障害を抱える対象児に，医療機関に入院している時期から，また乳児期から早期に関わっている．加えて，発達に遅れを認める対象児に診断が確定する以前から関わることもあり，対象児を含めた家族対応にも配慮する必要がある．

前述の障害による心理的特性より，必要な心理・精神的対応は，不適切な周囲の対応で生ずる情緒的な歪みの予防に役立つ．知的な障害が軽微な場合，叱咤激励型の育児となりやすく，成長につれて親子関係の葛藤から情緒的な問題が生じることがある．また情緒不安定な徴候は，周囲にはわがままと映り，非難の対象となりやすい．そのため怒られる体験が重なり，否定的な自己イメージをもつようになり，その結果不適切な行動を繰り返し，怒られるという悪循環に陥ることになる．周囲の対応として，この悪循環を断ち切り，情緒的な歪みや問題行動を予防することが重要である[11]．

こうした二次障害予防のためには，周囲の理解はもちろん，対象児が成功体験を積み，自己肯定感や自己有能感をもてるようにすることも必要である[11]．具体的には，生活の中で目的をもった，達成可能な目標を設定することが必要である．機能障害に焦点を当てた治療のみでは，自発的な遊びや活動，成功体験を積み重ねることが制限されるからである[12]．

また，障害の重さにかかわらず，心理・精神的対応は重要である．要求を表出する方法にも制限があるため，対応が不適切であれば，前述した問題行動は強化・増幅していく可能性が高い．医療的管理が必要な場合を除いて，できるだけ欲求・要求を充足し，情緒的安定を図ることが望まれる．そのためには，日々対象児の様子・反応を細かく観察することが重要である．刺激に対する反応を観察しながら，対象児が安心できるような語りかけや，表情や動きを引き出すような適度な刺激が必要である．また外気浴や身体を動かすことにより情緒の安定を図ることも必要である．情緒の安定が，表情や動きを芽生えさせ，問題行動を抑えることにもつながっていくのである[7]．

筆者も，過去を振り返ると経験が浅いころには運動機能の向上ばかりに気を取られ，対象児を「人」と捉えて評価し治療できなかったことが多々あり，猛省している．

小児の理学療法では，理学療法士は一度担当した対象者を長くみていくという状況がよくある．長く経過をみていると，対象者とその家族に信頼関係ができ，対象者の細かい変化にも気づきやすく，すぐに適切な対応ができるというメリットがある．その一方で，慣れのため，対象者の反応の変化が起きにくく，また経過をある程度予測できるがために治療の中で「こうするべき」という理学療法士の考えを押し付けやすい傾向も否めない．

発達を促していくには，理学療法士や家族の思いを押し付けるのではなく，互いに良い刺激を与え合いながら，自発的・能動的な身体活動，ひいては社会的活動を引き出すことが重要となってくる．

筆者は，障害の程度や日常生活での自立度にか

かわらず，家族へ，そしてその先の学校へ，地域へ，「自分」というままで受け入れられることが幸福感・自己肯定感につながることを体験してきた．発達は，人や環境との関わりの中で広がっていく．障害の多様化により，対象児の障害の状況に応じて，心理的特性を理解し，障害受容を見守り（もしくは促し）ながら，専門家として先を見通した上で，必要な支援，環境整備を行うことがさらに求められている．

参考文献

1) 栗原まな：特集最近小児リハビリテーション　I 小児リハビリテーション総論　総論．小児科診療，72（8）：1357-1364，2009．
2) 斉藤敏子・他：特集最近の小児リハビリテーション　V コメディカルスタッフの役割　臨床心理士．小児科診療，72（8）：1514-1520，2009．
3) 奈良　勲，鎌倉矩子（編）：標準理学療法学・作業療法学　専門基礎分野　小児科学　第3版．pp2-9，医学書院，2009．
4) 川上　義：特集小児外来の育児相談　総論1 小児の発達　小児の精神発達．小児科臨床，56（4）：450-456，2003．
5) 岩瀬峰子・他：障害児の母親の「障害告知と受容」の実態について～母親に対するアンケート調査から～．理学療法学，23（Supply-2）：126，1996．
6) 山崖俊子：子どもの心のケア―温かく育むために―総論（IV）疾患と子どもの心　6 障害児の発達援助．小児科臨床，57（増刊）：1437-1443，2004．
7) 深津時吉，岸　勝利：障害児の心理的理解．pp31-167，ブレーン出版，2005．
8) 今村重孝：脳性麻痺児の情緒障害と行動異常．総合リハビリテーション，3（12）：25-28，1975．
9) 藤田雅子：肢体不自由児者の自己意識の発達的研究．運動・知能障害研究，2：85-109，1971．
10) 橋本重治・他：肢体不自由児の性格・行動に関する研究①．特殊研究，8（1）：26-43，1970．
11) 伊藤利之（監修）：発達障害児のリハビリテーション　運動発達系障害と精神発達系障害．pp33-43，永井書店，2008．
12) 青山　香・他：発達障害児の理学療法における目標設定の重要性．理学療法研究，（20）：17-20，2003．

（烏山亜紀）

9 認知症のある対象者の理学療法における心理・精神的対応

認知症とは

1. 認知症の定義

　認知症とは，正常に発達した認知機能および精神機能が，脳の器質的な病変によって障害されることによって起こる症状を示す．診断基準としては，国際疾病分類第10版（ICD-10）などを用いることが多く，**表1**のように定義されている[1]．

　認知症の症状としては，記憶障害，失語，失行，失認，実行機能障害という中核症状が観察される．周辺症状として妄想・幻覚，うつ状態などの精神症状，暴言，暴力，徘徊などが観察される．

2. 認知症の分類

　認知症の分類としては，アルツハイマー型認知症が最も多く，ついで血管性認知症が多い．その他としては，ピック病やクロイツフェルト・ヤコブ病，パーキンソン病に伴う認知症などが少数みられる．アルツハイマー型認知症と血管性認知症の症状の特徴を**表2**にまとめた[1,2]．

3. 日本における認知症医療

　日本神経学会監修の「認知症疾患治療ガイドライン2010」によると，有病率は，65歳以上で約10〜25人に1人とされている．精神病床における認知症者の占める割合は，平成17年度で16%に達した．高齢化が進んでいる日本では，今後の治療や認知症者およびその家族を支える仕組みづくりが重要課題の一つになっている．

　認知症の治療薬として，1996年にドネペジルが認可されている．長く国内で使用できる認知症治療薬はこのドネペジルだけであったが，2011年になりガランタミン，メマンチン，リバスチグミンが認可され，国内での治療薬の選択肢も増えてきている．

　また，地域における認知症疾患のサポート体制向上を図る目的で「認知症疾患医療センター」が各都道府県で設置されるようになってきている．平成24年3月には，東京都でも10ヵ所のセンターが設置され，保健医療・介護機関などと連携して鑑別診断，急性期治療，専門医療相談，関係者への研修実施などを担当することとなった．

　理学療法士が関わる対象者は高齢者も多く，認知症者をどのようにサポートしていくかについては，議論が尽きない．介護予防，転倒予防をはじめ，認知症を抱えた対象者の身体疾患へのアプローチについての知識・技術を習得することは理学療法士にとってきわめて重要と思われる．

認知症のある対象者にみられる理学療法・リハビリテーションの阻害因子

1. 認知症者にみられる理学療法の阻害因子

　田中ら[3]は，平成19年8月〜20年8月まで

表1 認知症の概念

認知症の基準
脳疾患による症候群であり，通常は慢性または進行性で，記憶，思考，見当識，理解，計算，学習能力，言語，判断を含む多数の高次大脳皮質機能障害を示す．認知障害は通常，情動の統制，社会行動あるいは動機づけの低下を伴うが，これらが先行することもある．この症候群は一次性あるいは二次性に脳を障害する病態で出現する．

＜診断の必要条件＞
1. 日常生活の個人活動を損なうほどに記憶と思考の能力が低下している．
2. 意識障害がない．しかし，認知症にはせん妄が共存しうる．
3. 確実な診断のためには，上記の症状と障害が明白に少なくとも6カ月間は認められること．

鑑別すべき病態，疾患
a. うつ病性障害
b. せん妄
c. 軽度または中程度の精神遅滞
d. 教育や社会環境に起因する低い認知機能障害
e. 薬物による医原性精神障害
ただし，認知症は他の器質性精神障害に続発することもあれば，他の精神障害，特にせん妄と共存し得る．

(古川, 2006, 文献1より)

表2 アルツハイマー病と血管性認知症の症状比較

アルツハイマー病	血管性認知症
潜行性の悪化	段階的な悪化
記憶力の低下	斑状の認知機能障害
進行性の失見当識	記憶力の低下
気分の変化	錯乱のエピソード
落ち着きのない活動	気分の変化
不眠	人格の変化
社会的行動の低下	けいれん発作
人格の変化	神経学的徴候
運動麻痺なし	運動麻痺あり
病識乏しい	病識あり
脳血流低下は側頭頭頂葉	脳血流低下血管病変部位
不全失語症，統合運動障害	

(古川・他, 2006, 文献1, 日本神経学会, 2010, 文献2より改変)

に理学療法を受けた認知症者23名に対して調査を行ったところ，阻害因子として最も多かったのは「拒否」「発動性低下」などの陰性症状に近い症状であり，続いて「意識障害」や「理解力不足」などの項目であったと報告している（**図1**）．田川ら[4]が平成19年8月〜21年6月までの期間，同様の調査を65歳以下の認知症者に対して行った調査の結果では，頻度の順位が逆転し「理解力不足」が100％みられている（**表3**）．

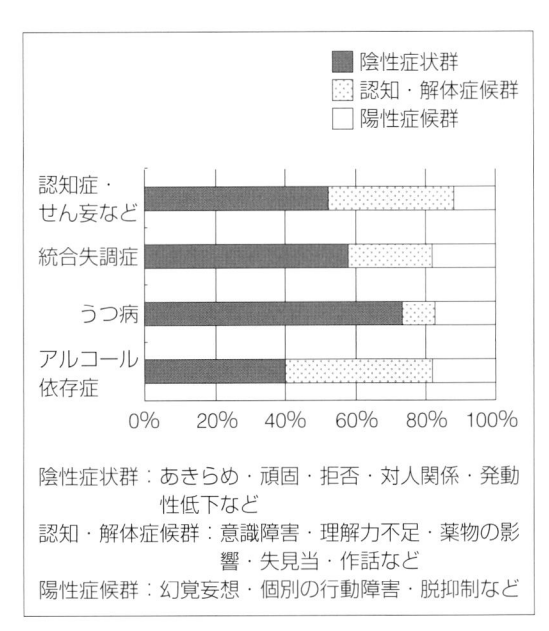

図1 理学療法の阻害因子

陰性症状群：あきらめ・頑固・拒否・対人関係・発動性低下など
認知・解体症候群：意識障害・理解力不足・薬物の影響・失見当・作話など
陽性症候群：幻覚妄想・個別の行動障害・脱抑制など

(田中・他, 2008, 文献3より)

2. 認知症者の診療中にみられる対応困難な事例

尻引ら[5]は平成19年から21年までの2年間にリハビリテーション科スタッフが業務で経験した対応困難な事例について報告している．経験した事例について自由記載してもらったところ，認知症者では統合失調症やアルコール依存症に比べ

表3 65歳以下の認知症・器質性精神病患者の理学療法阻害因子　n=7

項　目	%
理解力不足	100
自発性低下	71.4
拒否	42.9
妄想状態	42.9
異常行動	42.9
安全確保のための制限	42.9

（田川・他, 2009, 文献4より）

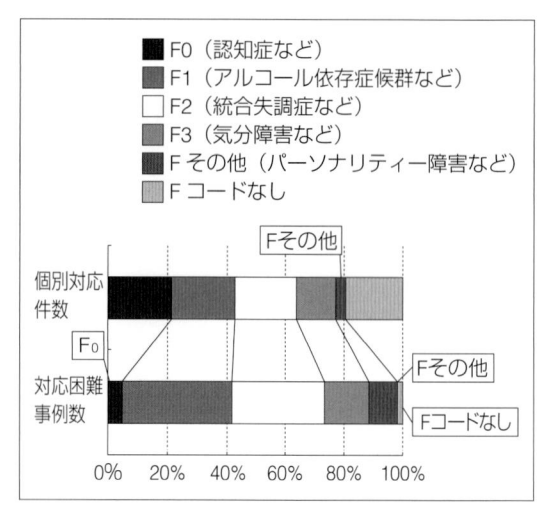

図2　リハビリテーション科における対応困難な事例

（尻引・他, 2009, 文献5より）

て対応困難な事例の件数が少ないことがわかった（図2）．自由記載された事例の内容をカテゴリーに分類したところ，「言葉の暴力」のみであった（図3）[5]．

以上から，特に中核症状である理解力の低下よりも，周辺症状としてのうつ症状や暴言などの問題行動の方が理学療法の阻害因子として働いていることがわかる．周辺症状は，「必ず出る症状」ではないにもかかわらず，理学療法場面でよく問題になっていることは興味深く，「理学療法を受けなければならない状況」そのものが対象者にとってストレスになっていると考えられる．そう仮定すると，私たちが理学療法を実施するにあたり，考慮しなければならないことが見えてくる．

ともいえる．理学療法を受ける対象者は，生活活動の不自由さを抱えている上，混乱の中であらためて「今自分ができないこと」に直面するため，理学療法による負担は，対象者にとって過酷ともいえる．

そのプロセスで阻害因子やトラブルに遭遇し，理学療法士が「理学療法に関心を示さないから」といった理由で理学療法を中止してしまっては，対象者はその混乱・困惑の中から抜け出すきっかけすらなくしてしまうかもしれない．私たちが，理学療法というツールを使い，対象者に安心感を提供できる可能性もある．

認知症のある対象者への理学療法

1. 認知症者の心理状態

認知症者は，中核症状により混乱・困惑し，ストレスを感じている．「なぜ今，自分がここにいるのかを理解できない」，「どういう状況に置かれているのかわからない」などと感じている．このような対象者が受けるケアの程度・範囲により，その混乱・困惑が悲しみや怒りなどを含んだ問題行動として表出されることは，自然なことである

2. 対応方法について

対象者の混乱・困惑を取り除き，安心感を提供する具体例を紹介する．

例1　治療の必要性について理解が困難であり，毎回同じ理由で理学療法プログラムへの参加を拒否する．
⇒治療の必要性について同じ説明を丁寧に理解できるまで続ける．

例2　自分の歩行器が認識できず，転倒リスクが高いにもかかわらず病棟を独歩で徘徊する．
⇒本人が見やすい場所に名前のシールを貼り，歩行器が自分のものだと認識しやすいようにす

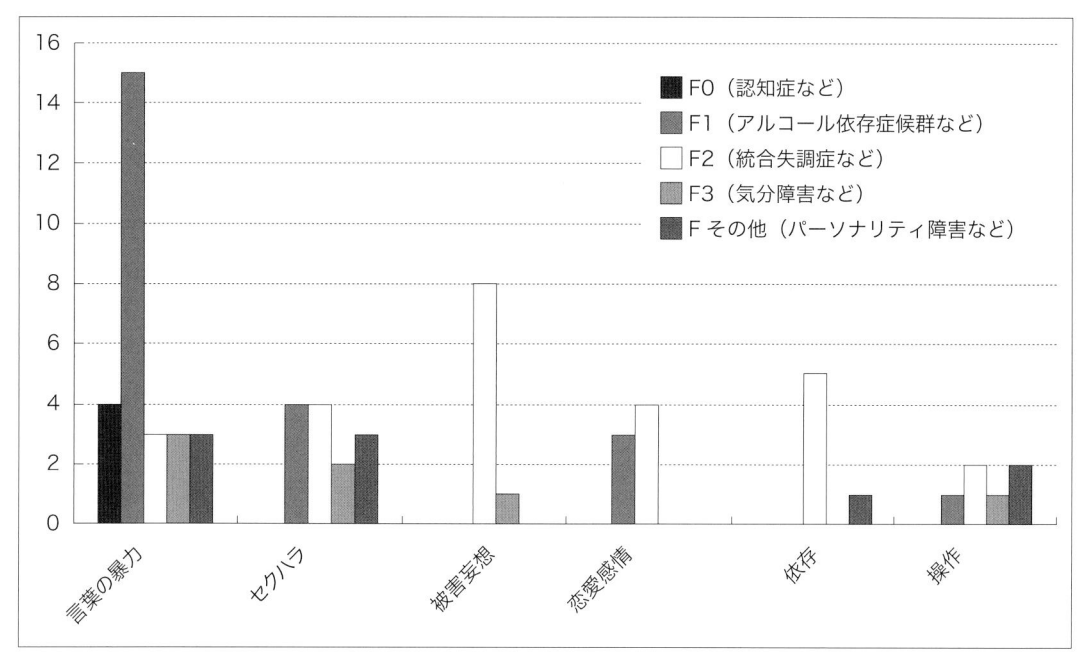

図3 疾患別にみた対応困難な事例の内訳

(尻引・他,2009,文献5より)

る.

　例3　見当識や睡眠のリズムが崩れており,リハビリテーションへの参加を促しても覚醒しない．または理解できない．

　⇒毎日同じ時間に病室へ行き,リハビリテーションへの参加と生活リズムの調整を促す．

　これらの対応方法はすべての対象者に適応できるというわけではない．ただし,混乱・困惑している中では自分のもつ力を発揮できないため,それぞれの対象者がもっている能力を発揮しやすい環境を整えることがきわめて重要なことである．松本ら[7,8]は,「理学療法士は使命感や責任から理学療法の進行度やその結果を急ぐ傾向がある」と述べている．そのような意識が,混乱・困惑している対象者の心を置き去りにしてしまうことがあれば,良い結果は得られないだろう．

　認知症者の置かれている状況を考えると,理学療法は基本的によりストレスの少ない方法で行うことが望ましい．そのために必要な環境を調整することはもちろん,プログラムの選択についても,工夫が必要である．例2のように「歩行器」という個別性の低いものについては自分のものである

との認識は困難であるが,「自分の名前」は識別できる．私たちは「できないこと」を「できるように」するためにプログラムを組むことが多い．現状を正しく理解できない認知症者は,それがリハビリテーションのためだと理解できるだろうか．不十分な点を補うことと同時に,長所を伸ばすという視点も必要ではないだろうか．認知症は進行性の疾患であり,加齢変化も含めて症状は徐々に進行していくため,「治す」「治らない」「治せない」という基準でプログラムが進行されていると,本人自身の能力を活かせない可能性すらある．

　ストレス状態や失敗するという経験が対象者に与える影響は,思いのほか大きい．逆に,成功体験がパフォーマンスに良い影響を与えることは科学的に証明されている．「ピグマリオン効果」は,肯定的自己成就逆予言のことであり,「相手には高い能力がある」という前提に立つと,その相手が生み出す結果は向上する傾向となることが報告されている．逆に,「失敗確実症候群」の心理に影響された働きかけは,相手の能力や結果を生み出す効果に負の影響を与えてしまう．機能的・器

質的に不可能であるものを除けば，理学療法士の働きかけ次第で，アウトカムを変えることは理論上可能と考える．

　認知症だからできない，認知症だから仕方がない，認知症だから良くならない，と諦めてしまう前に，「対象者ができることは何だろう」という視点で，突破口を見つけることが重要であり，今後増えてくるであろう認知症者に対しても，理学療法士はチャレンジしなくてはならないと考えている．

　認知症をきたす可能性は，誰にでもあり，多くの理学療法士が対応する必要性がある疾患の一つである．しかし，知識・対応スキルについてはまだ成熟している分野ではない．対応スキルに関しては，未だ万能な解決策はないものの，対象者の状況と「できること」に焦点を当てることで，本人のADL，QOLなどを改善し得る可能性がある．

参考文献

1) 古川勝敏・他：診断．総合リハ，34（3）：219-224, 2006.
2) 日本神経学会（監修）：認知症疾患治療ガイドライン2010．医学書院，2010.
3) 田中直美・他：身体リハビリを阻害する精神症状．第36回日本精神科病院協会精神医学会，107：2008.
4) 田川　勉・他：身体リハビリを阻害する精神症状（第2報）．第37回日本精神科病院協会精神医学会，110：2009.
5) 尻引　舞・他：「精神科内での接遇トラブル」〜リハビリテーション科を中心として〜．季刊東京精神科病院協会誌，別冊：119-122, 2009.
6) Michael Gelder et al.：Psychiatry third edition, Oxford University Press, 2005. 山内俊雄（監訳），丸山　敬（訳）：オックスフォード精神医学．丸善，2007.
7) 松本　泉・他：コーチングの効果・効能① 心に寄り添うコーチング．理学療法，27（3）：463-466, 2010.
8) 松本　泉・他：コーチングの効果・効能③「自分が楽になる」コーチング．理学療法，27（5）：672-674, 2010.

　　　　　　　　　　　　　　　　　（上薗紗映）

10 器質性精神障害の理学療法における心理・精神的対応

器質性精神障害とは

中枢神経系の病変に基づいて起こる精神障害を「器質性精神病」という．例えば，脳血管障害，頭部外傷，脳腫瘍，パーキンソン病，アルツハイマー型認知症などが該当する．また，中枢神経系以外の身体疾患に基づいて起こる精神障害を「症状精神病」という．例えば，内分泌疾患や代謝性疾患などが代表例である．ちなみに，両者を合わせて「外因性精神病」ともよぶ．

しかし，国際疾患分類（ICD-10）では「症状性」という用語は脳以外の全身性の疾患ないし障害に続発して脳への侵襲が認められる器質性精神障害（organic mental disorder）に用いられるとして，症状性精神病の項は設けられていない．また器質性精神障害にはアルコールや薬物による精神障害も含まれるが，ICD-10ではこれらを精神作用物質による精神障害（F10-F11）として別に分類している[1]．

本項では，頭部外傷とパーキンソン病に起因する器質性精神障害について紹介する．

器質性精神障害の精神症状

精神症状は，器質性精神障害を引き起こす病変や損傷に関係なく出現する一般的な精神症状と，それぞれの脳疾患に比較的特有に現れる症状，脳の限局性損傷に対応して現れる巣症状などがある．器質性精神障害に共通してみられる一般精神症状は，①急性脳疾患の場合には意識障害，②慢性疾患の場合には認知症，記憶障害，情意障害，人格水準低下などがある[1]．意識水準は慢性期になっても注意・配慮する必要がある．

ここで理学療法士には少しなじみの薄い言葉が出現してきている．例えば，情意障害と人格水準低下（人格変化）である．これは「上機嫌，感情の平板化，感情不安定，感情失禁，発動性減退，抑制欠如，情動過敏状態，神経衰弱状態，高等感情欠如」などを指す[1]．比較的なじみ深い神経心理学領域で用いられている高次脳機能障害を表す言葉にあえて置き換えると，易疲労性，意欲・発動性の低下，脱抑制・易怒性などがあてはまる．

高次脳機能障害は器質性精神障害の中に含まれる[3]とされているが，精神保健領域ではほとんど高次脳機能障害という言葉は使われておらず，むしろ器質性精神障害という表現が一般的である[4]．専門用語の使い方が異なる以上，現象の捉え方やその解釈にも有形無形の差異があると思われる．しかし，本項では理学療法士にとって比較的なじみ深い高次脳機能障害の分類の際に用いられる用語で器質性精神障害を説明する．

高次脳機能障害の症状と対処法[3, 4, 5, 6]

1. 記憶障害

症状：昔のことはよく覚えているが，新しいことを覚えられない（何か行動している時に目的を忘れると遂行に支障が出る），せっかく取ったメモを見ることを忘れる，メモを取った内容がどの

ような目的のためであったのかわからないことがある,等.
対処法：メモ,タイマー,カレンダーなど約束や指示を思い出せるよう,手がかりとしてメモやカレンダーに記載した項目をなぜ記載したかまで記入する.自分でその場で必要なものを思い出し探そうとする行為ができる人であれば,メモ類ならポーチ,鍵は右のポケットなど場所を決めて保管する.メモやリストを探せない人であれば当事者の行動を理解できる人を周囲につくり,確認できるようにしておく.新しいことを覚える際は,何度も繰り返す必要がある.その際は,手を動かし声に出して読み,身体すべてを動員して行う.

2. 易疲労性

症　状：肉体的にではなく,精神的に疲れやすい(神経疲労ともよばれるが,本人は疲労には全く気づいていないことがあるので,周囲の人は疲労のサインを見逃さないようにする必要がある).
対処法：精神的な疲れではあるが,基礎的な体力も維持,またはできれば少しでも向上させたい.注意障害や記憶障害などの影響もあり,疲れやすい状態なので休息時間を適宜設定する.疲れてくると視覚や聴覚刺激に過敏になるので静かな環境をつくる.余裕のある予定表を作成し,一定時間を要する課題は分割して少しずつ達成できるようにする.姿勢が悪くなってきたら姿勢を正して深呼吸を行う.

3. 意欲・発動性の低下

症　状：自分から何かを始める,動く,発想することができない.やる気がなく物事を自分から始められない.
対処法：やらなければいけないことはわかっているが,どうしてもやる気が湧かず行動に移せない状態であるため,周囲の人たちは対象者をさぼっている人として接するのは避けなければならない.その上でやるべきことを一覧表にしてまとめる,難易度の高い課題は本人がこなせる量に分け,必要があれば本人が取りかかれるよう丁寧に順序だてて説明する,行動に取りかかるための合図として声かけやアラームを利用する,簡単な課題をいくつかこなすなどの対応をする.その結果,少し腰を据えて取りかかる必要のある課題に取り組みやすくなる場合がある.

4. 注意障害

症　状：集中力が続かず気が散るため,話の脈絡についていくことが困難になる.すぐに飽きてしまい,そのことが態度に出てしまうと周囲の人との人間関係を形成する上で不利に働いてしまう.また,複数の物事を同時に行うことができない.
対処法：静かな環境で本人のレベルに合った課題を遂行していくためには,以下のような点を考慮しておきたい.課題に集中できるように情報を整理してわかりやすく伝えるのはもちろんだが,本人も注意を向けている対象や内容が間違っていないか頻繁に確認し捉え直す癖をつけていく必要がある.本人と話をする際には視線を合わせて話をするとともに大きなうなづきや身振りなど,言語以外の手段も用いることによって注意を向けてもらうようにする.肯定的な言葉を会話の中にうまく織り込んで話をするなどの工夫も必要である.

5. 脱抑制・易怒性
（行動と感情の障害）

症　状：周囲の状況や相手の感情にあまり配慮しないまま感情を表に出す.周囲の人には本人のやり方が強引に見える,あるいはやる気がないように見える場合もある.
対処法：本人が怒るのには何らかの原因や理由がある.その誘因を周囲の人が可能な限り取り除く工夫が必要となる.特に対象者がイライラして落ち着きがなくなってきた場合,早めにその状態を捉え対処していく.対象者が感情を爆発させコントロールできなくなった場合,周囲の者も感情的に応じやすくなってしまうが,周囲の者はその場

で対象者の怒りを無理に鎮めようとしたり，否定的な言葉を投げかけたり，あるいはむきになったりしないように注意したい．状況が落ち着いてから話し合う．また本人も行動する前には周囲の人に確認する，あるいは一呼吸おく癖をつける．また落ち着かない状況やさらにイライラとする感情が発生したらその場から離れる癖をつける．簡単には見つけにくいが，リラックスできる方法を本人や周囲の人たちが一緒に探していくことも必要である．

6. 遂行機能障害

症　状：論理的に考え，計画し，問題を解決し，推察し，そして行動するというように物事を計画的にこなせない．
対処法：間違いを修正し，計画を変更できないのは，行動を評価・分析できない，また物事の優先順位をつけられないことも一因である．遂行機能障害は，注意障害，失語，記憶障害などすべてが関わっているため，これらの障害の問題が解決されているかを検討し，未対応の問題に対してはまずそちらを先に解決していく．

7. 病識の欠如

症　状：自分自身の障害に気づいておらず，それについて説明ができない．病識があれば記憶障害を補う手段としてメモの活用が有用であるが，その必要性を本人は感じていない．
対処法：障害の気づきを促すアプローチは，同じ障害や問題のある当事者と接し，その当事者を通して，意識的にも無意識的にも自分自身に認識させる機会を与えることが大切である．ときには小さな失敗を経験させたり，家に閉じこもるのではなく社会に何らかの居場所をつくることも有効となる．

高次脳機能障害のある対象者とその家族に接する際に考慮すべきこと

各障害の特徴と基本的な対応方法を押さえておく必要があるが，同じ症状が出現しているすべての対象者に対応できる万能の方法はない．病気になる前の性格，本人を取り巻く人，環境などに個人差がある．さらに症状の出方やその組み合わせ方も個々人によって異なる．まずは想像力を働かせ，「この対応をしたら当事者はどう思うだろう？」「このように環境を変えたら，当事者や家族はどのように変わるだろうか？」とシミュレーションし，自信をもてたら実行してみる[3]．そして，せっかく見つけた良い方法も別の日にはうまくいかないこともあるが，それも当然だと思って対象者や家族に向き合う．そのような高度なセンスと想像力，そして忍耐力が必要なのである[3]．

家族は，日々対象者に一生懸命に接し，奇跡を信じてギリギリまで力を尽くしている．その家族に対して，他の家族の様子を伝えたり，高次脳機能障害に関する最新の知識や関わり方を紹介して励ましたりすることが，「もっと良い方法があったのだ，まだまだ頑張らないといけない」とかえって家族を追い込んでしまう可能性があることを忘れてはならない．家族には，自分の苦労や心配事，努力しても周囲からは理解を得られず，つらい思いをしていることなどを話せる場所や機会がただでさえ不足している．医療従事者は情報の内容や伝えるタイミングなどに繊細であることが求められる．

パーキンソン病による精神症状

1. パーキンソン病の精神障害

パーキンソン病の主要症状としては運動系障害（振戦，固縮，無動，姿勢反射調節障害の四大徴候），

精神障害，自律神経系障害，睡眠障害，感覚障害が代表例である．それぞれの障害は互いに連関している．心や精神の変容は，これらの障害像をふまえて考察する必要があるが，本章では精神障害と睡眠障害を中心に述べる．

従来，精神症状は，認知症（dementia），うつ状態（depression），せん妄（delirium）が3D症状とよばれていたが，精神活動の遅鈍化（いわゆる精神緩慢：bradyphrenia），うつ状態と人格変化が主なものである[1]．また広義の精神症状は，幻覚や妄想などの精神症状（psychosis），意欲低下や衝動制御障害などの気分障害（mood disorder），認知症（dementia），睡眠障害（sleep disorder）が知られている．これらは自律神経症状や睡眠障害と併せて互いに影響を及ぼしながらパーキンソン病患者特有の精神状態をつくり出している[12]．対象者に接する際にはこれらを十分に考慮し，対象者の状態を捉えた上で対応していく必要がある．

パーキンソン病におけるうつ症状は大うつ病とは異なり，自殺企図，自責感，喪失感はまれといわれている．不安，意欲の低下，自発性の低下，倦怠感が多い．感情・情動・興味・関心の欠如といった無感情（apathy）はパーキンソン病においてみられることがあるが，これとうつ症状は独立して生じるといわれている[11]．

2. 睡眠

パーキンソン病では60％以上の対象者がなんらかの睡眠障害を抱えているといわれている．対象者の障害は，大きく睡眠障害と覚醒障害に分かれる．睡眠障害が精神症状に影響する重大な問題であることは，不眠が身体精神疾患の発症や悪化につながること，寝不足だと不機嫌になること，不眠がうつ病の発症・再発の危険因子であることなどに示される[13]．睡眠は，運動障害や自律神経障害と同様に，人生の質（Quality of Life：QOL）に大きく影響する．そのため，理学療法士はリハビリテーションチームの一員として対象者が質・量共に十分な睡眠を取れるように工夫し実践する必要がある．

❶ 睡眠障害

睡眠障害の代表的なものとしてレム睡眠行動障害がある．レム睡眠行動障害とは，レム睡眠（急速眼球運動を伴う睡眠）期に見ている夢，悪夢と一致して激しい異常行動を示すことをいう．レム睡眠行動障害では，夢の内容に従って大声を出したり，手足を動かしたりする．ときに荒々しい異常行動となり，対象者は同床者に暴力行為を示すことがある．レム睡眠行動障害は，男性に多いのが特徴的である．本来，レム睡眠期には身体は休息し，全身の骨格筋が弛緩し脊髄反射は抑制される．そのため姿勢筋緊張が常に高い対象者はこのレム睡眠期を確保することが重要だといわれている．しかし，パーキンソン病患者はレム期であるにもかかわらず，骨格筋の筋活動の低下を伴わないのが特徴である[7]．

他に睡眠障害としてレストレッグス症候群や周期性四肢運動，覚醒障害として睡眠発作や日中過眠があるが，詳しくは他の成書を参照してほしい．

❷ パーキンソン病の睡眠・覚醒障害の治療・対応

精神的な要因，社会的な要因などの有無を確認しつつ，寝室ベッド，マットレス，枕，掛け布団などの睡眠環境を整える．YahrのステージⅣ以上では，体圧分散の優れたマットレスを使用する例が増える．褥瘡予防はもちろん大事であるが，あまりにもクッション性に優れたベッドやマットレスでは，対象者が動く際に大きな努力を要する場合がある．それゆえ対象者の能力に応じて，適切な弾力性がどの程度のものなのか確認する必要がある．

姿勢筋緊張が高く，うまく力を抜けない対象者は，ベッドにしっかりと体重をあずけることができない．そのため背中とベッドの間に隙間がたくさんある．このような対象者はベッドに触れた肩，肘や踵などの身体部位でベッドを押しているために姿勢筋緊張が高くなっている．表情も強ばり視線をほとんど動かさず周囲を見回す様子も少ない．まずは力を抜いてベッドに寝られるようポジ

ショニングを含めたアプローチを行う必要がある．

体圧分散という機能面だけでなく，通気性や寝心地は睡眠にとって重要な要素である．またYahrのステージが良くても，特に冬場の布団は枚数を重ねているため重く，かけはぎが困難で夜間トイレ時に布団と格闘して熟睡できなくなる場合もある．自助具や布団の工夫，スタッフによる動作指導が必要となる．

十分な睡眠を得るために，理学療法士は対象者に対して，日中の運動や睡眠前の大量の水分摂取やコーヒーやカフェインを多く含んだ飲み物を控えるよう指導する．セレギリンやアマンタジンなどの覚醒作用のある薬物の調整も必要となり，眠剤の適切な使用も重要である[7]．

3. パーキンソン病患者に対する薬物療法

❶ 服薬と症状

対象者に出現している症状がパーキンソン病の運動障害によるものなのか，自律神経症状や精神障害によるものなのか，あるいは薬や治療によるものなのかについて厳密に分類することは難しい．しかし，それぞれの症状が対象者の状態にどのような影響を与えているのかを可能な限り鑑別するためにも，主治医の治療方針や治療計画，実施内容について理解しておく必要がある．

薬物コントロールを行う過程でLドパの薬効時間が短縮し，症状の日内変動が起こることをwearing off現象とよぶ．その他にも服薬時間に関係なく症状が良くなったり(on)，急に悪化(off)する on–off 現象，Lドパを服用しても効果がみられない no on 現象，効果が出るのに時間がかかる delayed on 現象があることについても理解しておく必要がある．

❷ 薬効と薬物依存状態

脳内にある四つのドパミン経路のうち，中脳辺縁系のみが幻覚や妄想に関与している．幻覚や妄想の消退を目指すためには，この経路のドパミンを遮断できれば良い[2]．幻覚や妄想などの症状に対しては，抗精神病薬を用いることで中脳辺縁系路のD2受容体が遮断され，症状を抑えることができる．その一方で，残り三つのドパミン経路も遮断される[7]．例えば，「黒質線条体系でドパミンが低下すると筋固縮，寡動，振戦など錐体外路症状が増強される．中脳皮質系ドパミンが低下すると認知機能障害が生じる」[2]．そこで他の黒質線条体系，中脳皮質系，漏斗下垂体系では副作用を発現させないようドパミンを維持させておきたい．したがって精神症状を抑え，他の三つの経路にはドパミン放出を促しながら，ブロックは少なめというメカニズムを働かせるために非定型抗精神病薬が用いられる[7]．

長期のドパミン補充療法に伴う快感，あるいはオフ時の不快感から逃げるために必要量以上に薬物を服用するようになる状態としてDDS（Dopamine Dysregulation Syndrome）とよばれるものがある[7]．DDSによる行動異常としては，同じ行動を反復する常同行動，多幸，性行動亢進，病的賭博や衝動買い，幻覚や妄想などが代表的なものである[8]．

パーキンソン病患者への理学療法介入時の留意点

パーキンソン病患者には，意欲・発動性の低下，運動機能の低下，運動パターンを覚えられない，状況判断ができないなど，複数の要因が絡み合っている．実際，バランス能力，姿勢異常，歩行障害，腕の振りの消失，寝返りや立ち上がり動作障害の症候は，統計学的にみた場合，いずれも動作緩慢との関連が強いことがわかっている[9]．

それゆえ，動作や行為レベルでの変化の原因を個々の症候や機能レベルでの変化と一対一関係で結びつけて追求していくだけではなく，個々の症候や機能が他の要素の影響をどのように受け関連づけられるかを考察する必要がある[9]．理学療法士は，それに加えて，対象者の歩行開始や方向転換時，寝返りなど不安や過剰な緊張をもたらす動作課題に対して，対象者固有の原因を探り，対処方法を学習，問題解決能力を向上させることが，

方向転換や狭い所での歩行など対象者の動作指導のコツにつながっていく．

同時に動作を少しでも円滑にするためのコツとして，①自らの歩行時の足音を聞いて歩行リズムを保つ，②杖の先から出るレーザー光線をまたぐ歩行，③装着すると目の前に光線が並んで見える眼鏡の装着，④対象者が動きやすい環境整備や動作を助ける道具の使用など適切なタイミングで丁寧に指導していく必要がある．

対象者や家族に活動的な生活の大切さを訴え続けても，本人はあらゆる行為に時間を要するために人前に出ることが億劫になるであろうし，思い直して動き出してもいつ薬の効果が切れるかわからない恐怖がある．トイレに行こうと思ったが間に合わず，自信も尊厳も失うような経験が繰り返されるうちに，何もかもが嫌になることもあろう．

対象者は排泄だけでなく，あらゆる身辺動作について周囲に依存しなければならない生活で，他者に頼ることのためらいやストレスが心身ともに緊張を高め不活動を助長しているおそれがあることを念頭に置くことが理学療法士には必要となる．対象者の苦労や恐怖感に思いを巡らせる態度をもって対象者とともに一緒に悩みながら問題解決にあたる態度もまた，理学療法士に必要であろう．

参考文献

1) 大熊輝雄：現代臨床精神医学 第11版．pp152-153，金原出版，2008．
2) 先崎 章：精神医学・心理学的対応 リハビリテーション．pp159-160，医歯薬出版，2011．
3) 橋本圭司：高次脳機能障害がわかる本．pp2-3，66-112，28，法研，2010．
4) 橋本圭司：高次脳機能障害 診断・治療・支援のコツ．pp75-78，診断と治療社，2011．
5) 安保雅博（監修）：高次脳機能障害リハビリテーション入門．pp28-51，82-103，診断と治療社，2011．
6) 柴本 礼：日々コウジ中．pp8-10，主婦の友社，2011．
7) 山永裕明，野尻晋一：パーキンソン病の理解とリハビリテーション．p29，32，35，60，83，pp58-61，三輪書店，2010．
8) 山本光利（編）：パーキンソン病 報酬系，神経機能画像．pp90-97，中外医学社，2007．
9) 増本正太郎：パーキンソン病の理学療法．近畿理学療法学術集会誌，31：5-8，2001．
10) Nieuwboer A, et al：A Frequency and Corelation Analysis of Motor Deficits in Parkinson Patients. Disability and Rehabilitation, 20：142-150, 1998.
11) 中馬孝容：オーバービュー．Journal of clinical Rehabilitation, 17（3）：223-224, 2008．
12) 藤本健一：精神症状．*Journal of Clinical Rehabilitation*, 17（3）：223-224, 2008．
13) 甘利俊一（監修）：精神の脳科学．pp225-226，大学出版会，2008．

（玉地雅浩）

3章 領域別の心理・精神的対応

11 精神疾患患者の生活習慣に関する理学療法

　日本の精神疾患罹患者数は2008年に320万人を超えており，近年では認知症入院患者および気分障害外来患者の増加が報告されている．精神科病院への新規入院患者のうち，約6割は3カ月以内に退院し，約9割は1年以内に退院している．一方で，1年以上の入院対象者が20万人，10年以上の入院対象者は7万人を超えており，長期入院患者の高齢化が地域医療移行への大きな課題とされている．

　高齢化は身体疾患を発生させる要因の1つとなるが，さらに精神疾患入院患者においては閉鎖的な生活環境から生じる運動不足や活動制限を余儀なくされ，脳卒中や心疾患，糖尿病など種々の生活習慣病を合併する可能性が非常に高くなる[1〜3]．また，地域で生活する精神疾患患者においても，生活習慣病に罹患している割合は精神疾患入院患者よりも高率であるとの報告もあり[4〜6]，入院患者と同様に生活習慣改善の取り組みが喫緊の課題となっている．

　生活習慣病につながるメタボリックシンドロームは，双極性障害および統合失調症において発生率が高まるという研究報告があり，精神疾患患者における生活習慣病の罹患危険性はきわめて高いとされている[7]．統合失調症患者は同じ年齢群の健常者と比較して，心臓病は5倍，呼吸器疾患は7倍の罹患危険がある．さらに寿命は10年程度短いと報告されており，それらの主な原因には偏食や運動不足，喫煙，肥満などの生活習慣の悪化が指摘されている．また，McCreadie[8]は，102人の統合失調症患者について疫学的調査を実施し，生活習慣の実態は，70％が喫煙者，女性の86％および男性の70％が肥満，慢性的な運動不足が74％，将来的な慢性心疾患の罹患危険性が10％であり，生活習慣を改善するためには身体面と精神面への継続した治療介入が不可欠であると報告している．また，抗精神病薬の副作用による肥満は不活動を増長し，糖尿病をはじめ種々の生活習慣病を容易に引き起こすことも指摘されている[9〜11]．

　近年，生活習慣病に対する医学的取り組みが種々行われているが，中でも運動の身体的効果は多くの研究により明らかにされている．身体運動は慢性心疾患，脳卒中，肥満，糖尿病，高血圧，腰痛など多くの生活習慣病の罹患危険性を低下させることが知られているが，精神疾患患者に対する身体への関心は低く，精神科領域における理学療法の適応による生活習慣病予防と改善はこれからの対策として期待される．

　本項では，生活習慣病とその背景因子，メタボリックシンドローム，生活リズムについて述べ，精神疾患患者との関係性および理学療法の必要性と適応可能性について展望してみたい．

生活習慣病

　生活習慣病は特定の病気を示すのではなく，「食習慣，運動習慣，休養，喫煙，飲酒などの生活習慣がその発症・進行に関与する疾患群」と定義されている[12]．生活習慣は，一時的な行動や行為ではなく，文化，社会，心理，経済，環境などの影響を受け，個人や家族あるいは集団としての行動形式であると説明されている[13]．

　現代の生活形態は，24時間の情報化社会と様変わりしており，テレビやパソコン，インターネット，ビデオゲーム，携帯電話などが普及し，他人

との直接的な関わりがほとんどない状態で過ごす時間が長くなっている．この結果，屋外での運動が不足し，社会的な交流が乏しい生活に偏っている．また，車やオートバイのモータリゼーションをはじめ，列車や飛行機などを利用した移動手段が発達して移動範囲が拡大した反面，歩行量が著しく低下し，運動量および活動量の低下につながっている．

上記したような社会生活では，身体の生活リズム（サーカディアンリズム）の調整が困難となり，自律神経系，免疫系，神経系のバランスが乱れ，人体に必要な睡眠および休養を妨げる要因になる．十分な睡眠および休養がとれない場合，心身の疲労が増し，さらにはストレスが対処能力を超えて蓄積した結果，心身共に病的な状態へと進行することとなる．特に睡眠は，免疫力や新陳代謝，記憶や精神的安定性など生体の恒常性に関わる重要な活動である．

生活リズムは生体を安定的に働かせるために重要な基盤である．リズムには時間軸における周期性とパターンの要素があり，生体における細胞・組織・器官にわたる諸活動の働き，歩行，生活，さらには地球の自転・公転運動，太陽を中心とした天体の公転運動など，動きを伴う現象にはリズムが存在しており，リズムの狂いは諸活動の安定性を崩壊しかねない．

運動習慣や食習慣の乱れによる生活習慣の悪化は，肥満を引き金にインスリン抵抗性，糖尿病，高血圧，動脈硬化などに問題をきたし，脳卒中や認知症などの神経疾患，心臓疾患，循環器疾患，呼吸器疾患など種々の罹患率を増大させる．健康日本21の中間報告によると，2000年と2005年における生活習慣の実態調査では，20～60代の男性に肥満の割合が増加し，日常生活における歩数は男女ともに減少していると報告されている．2008年では，男性の肥満増加傾向は鈍化し，女性の肥満者は減少しているが，運動習慣増加にもかかわらず，歩数は2005年と比較してさらに減少していることが報告されている[14]．

生活習慣と精神疾患

●自殺対策としての生活習慣の改善

精神疾患，特にうつ病と関連する社会的問題として自殺があげられる．うつ病は肥満傾向や脂質代謝異常などの要因になるとされ，メタボリックシンドロームや生活習慣の悪化などから心身の健康状態を損ないやすいとされている[15]．世界精神保健連盟（World Federation for Mental Health：WFMH）によると，2012年現在において世界のうつ病患者は3億5千万人を超えていると報告されており，うつ病に対する生活習慣の改善についても今後の対策を要する重要課題である．

警察庁の報告によると，1998年以降11年連続で年間の自殺者数が3万人を超えている．2010年の自殺者数は33,334名と報告され，自殺の原因の多くは，「健康問題」が15,802名（約47％）であり自殺者のおよそ半数を占めている．また，「経済・生活問題」による自殺が7,438名（約22％）と続いている．自殺の原因・動機別資料によると，「健康問題」に関しては"うつ病"が7,020名（約44％），"身体疾患"が5,075名（約32％），"統合失調症"が1,395名（約8％）であった（表1）．

厚生労働省は，地域医療の基本方針となる医療計画に盛り込むべき疾病として指定した4大疾患（脳卒中，悪性新生物，糖尿病，急性心筋梗塞）に精神疾患を加えて5大疾患としたが，イギリスではすでにブレア政権時代（1997～2007年）に医療改革がなされており「精神疾患」を「がん」および「心臓疾患」と並ぶ3大疾患の1つに位置づけて精神保健関連政策を充実させている．自殺対策については，薬物のみに頼らない認知行動療法を中心として重症度に応じたケアを取り入れ，劇的に医療費の削減を達成し，さらに10年間で自殺者数を15.2％減少させている．

イタリアでは，1978年に制定された180号法（通称バザーリア法）により，2000年には全国の精神病院が撤廃されている．精神疾患の予防，治療，リハビリテーションは原則として地域精神保健サービスが行う法整備がなされ，精神疾患患者は

表1 自殺の原因・動機別「健康問題」内訳

	男性	女性	合計
身体の病気	3,403 (21.5)	1,672 (10.5)	5,075 (32.1)
うつ病	3,624 (22.9)	3,396 (21.5)	7,020 (44.4)
統合失調症	756 (4.7)	639 (4.0)	1,395 (8.8)
アルコール依存症	265 (1.6)	62 (0.4)	327 (2.0)
薬物乱用	27 (0.1)	19 (0.1)	46 (0.3)
その他の精神疾患	640 (4.0)	602 (3.8)	1,242 (7.8)
身体障害の悩み	252 (1.6)	114 (0.7)	366 (2.3)
その他	214 (1.3)	117 (0.7)	331 (2.1)
	9,181 (58.1)	6,621 (41.8)	15,802 (100)

( ) 内はパーセントを示す

(警察庁生活安全局生活安全企画課, 2000, 文献16より)

地域生活を基本とした支援へと移行した．この結果，長期入院していた多くの精神疾患患者が"人間"として再生し，自殺率も減少していった．

フィンランドでは，1950年以降に自殺率が高まった背景から，1986年に自殺予防プロジェクトを発足させた．自殺者の2/3はうつ病を原因としていること，そのうち適切な治療は15％であったことが調査の結果判明した．調査結果をもとにうつ病の治療，適正なアルコール摂取量の指導をはじめとする生活習慣の改善，カウンセリングなどを推進した結果，1990年にピークであった自殺率が現在38％減少した．

人口10万にあたりの自殺者数は，日本で23.8名（2011年），イギリスで9.2名（2008年），イタリアで5.2名（2007年），フィンランドで18.8名（2007年）となっている．

メタボリックシンドローム（内臓脂肪症候群）

メタボリックシンドロームは，内臓脂肪型肥満に加えて，高血糖，高血圧，脂質異常のうち，いずれか2つ以上を合わせた状態をいう．メタボリックシンドロームは生活習慣の悪化を起因として肥満を引き金に，種々の生活習慣病につながる症候として近年関心が高くなっている．日本では40歳以降におけるメタボリックシンドロームとその予備群を合わせた割合は，男性の2人に1人，女性の5人に1人と推計されており，全体では約70％がメタボリックシンドロームあるいはその予備軍であると推定されている（図1～3）．

メタボリックシンドロームで増えているのは体重と生活習慣病の罹患危険性だけではなく，国民医療費も増加させている．平成20年度の一般診療医療費約26兆円のうち，生活習慣病にかかる医療費の割合は約32％の8.4兆円が費やされている．生活習慣病の引き金になるメタボリックシンドロームの予防は国の重要な政策であり，平成20年からは40歳以上を対象にメタボリックシンドロームの特定健康診査が義務化されている．

ストレスと生活習慣病

情報化をはじめとして，近年われわれの生活環境は著しく合理化され，無駄が少なく，快適で便利な生活を送ることが可能となってきた．このような生活は，正確により速く，簡単に，疲労することなく行う，すなわちストレッサーの軽減あるいは回避を可能にする目的がある．しかし，ストレッサーの軽減あるいはその回避は，人間が生きていくために必要な資源獲得の機会を逃すことにもなる．

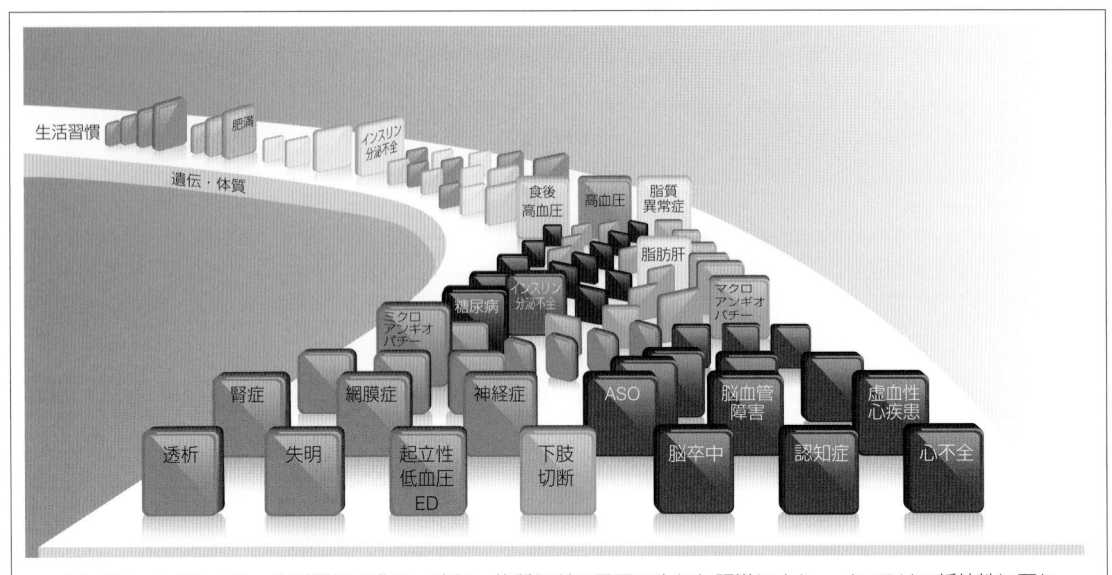

図1 メタボリックドミノ

メタボリックドミノは，生活習慣の乱れ，遺伝，体質などの原因で生じた肥満により，インスリン抵抗性に至り，高血糖，高血圧，脂質代謝異常などを引き起こし，最終的に種々の生活習慣病に向かう疾患の連鎖を表している．

(伊藤，2008，文献17より)

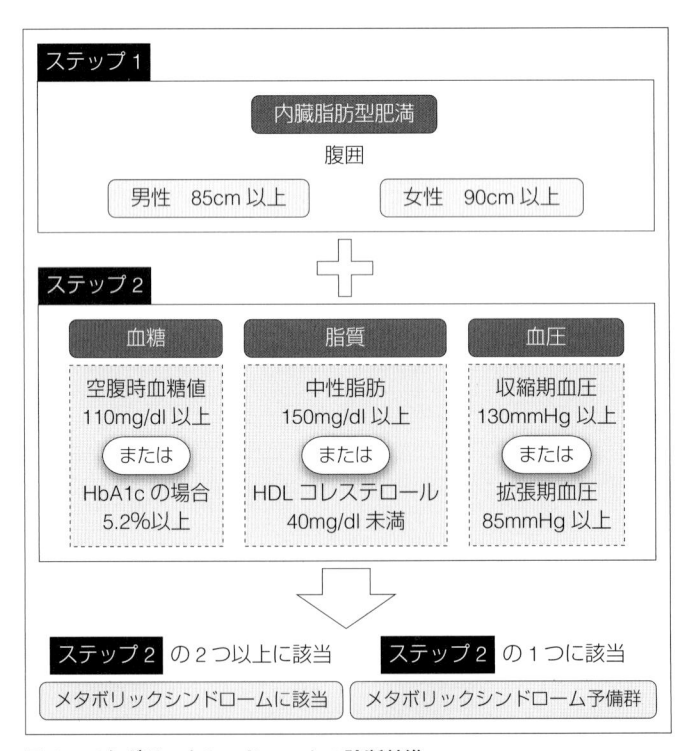

図2 メタボリックシンドロームの診断基準

ステップ1：内臓脂肪型肥満
腹囲　男性 85cm以上　女性 90cm以上

ステップ2：
- 血糖：空腹時血糖値 110mg/dl 以上　または　HbA1cの場合 5.2%以上
- 脂質：中性脂肪 150mg/dl 以上　または　HDLコレステロール 40mg/dl 未満
- 血圧：収縮期血圧 130mmHg 以上　または　拡張期血圧 85mmHg 以上

ステップ2の2つ以上に該当：メタボリックシンドロームに該当
ステップ2の1つに該当：メタボリックシンドローム予備群

(厚生労働省，2007，文献18より)

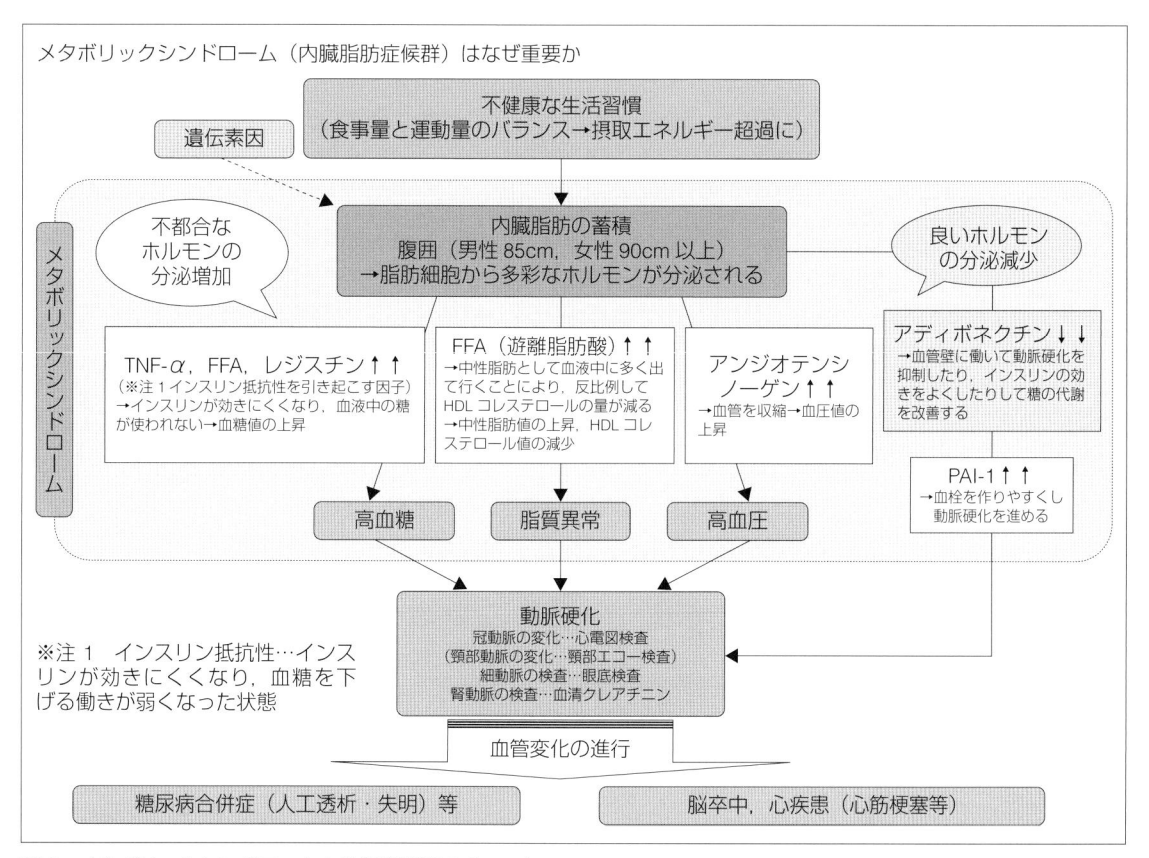

図3 メタボリックシンドロームと生活習慣病のチャート

（厚生科学審議会健康増進栄養部会，2005，文献19より）

　ストレスは日常的に使用される言葉であるが，本来ストレスはヒトが生活環境や種々の刺激に対して適応するために必要な生体の調節および防衛機構として捉えられている[20]．ストレスに対する生体の反応は，ストレスの種類や期間など種々の要因によって身体および精神面への影響として現れるが，ストレス状態が長期にわたる場合，免疫系，内分泌系，神経系のそれぞれに影響が及び，身体疾患や精神疾患の発生につながることが知られている．主に身体疾患では，過敏性腸症候群や消化性潰瘍，高血圧，慢性頭痛などがあげられる．精神的障害は，パニック障害，うつ，外傷後ストレス障害，社会不安障害，強迫性障害，身体表現性障害など多様な症状が知られている．また，日常生活活動の制限や人間の三大欲求である食，睡眠，性にも影響が及ぶ．ストレスを起因とする身体疾患は心身症として知られ，多くの診療科にわたる症状を発症する（**表2**）．

表2　身体症状を伴うストレス関連疾患[21]

循環器系	狭心症　心筋梗塞　本態性高血圧
呼吸器系	気管支ぜんそく　過換気症候群
消化器系	胃・十二指腸潰瘍　過敏性腸症候群　潰瘍性大腸炎
神経系	偏頭痛　緊張性頭痛　めまい
泌尿器系	インポテンス　夜尿症
骨筋系	関節リウマチ　腰痛症　頸肩腕症候群
皮膚系	アトピー性皮膚炎　湿疹　円形脱毛症
耳鼻咽喉科系	メニエル症候群　咽頭部異物感症
婦人科系	更年期障害　不感症　月経異常
口腔領域系	口内炎　口臭症

（久住，2008，文献21より）

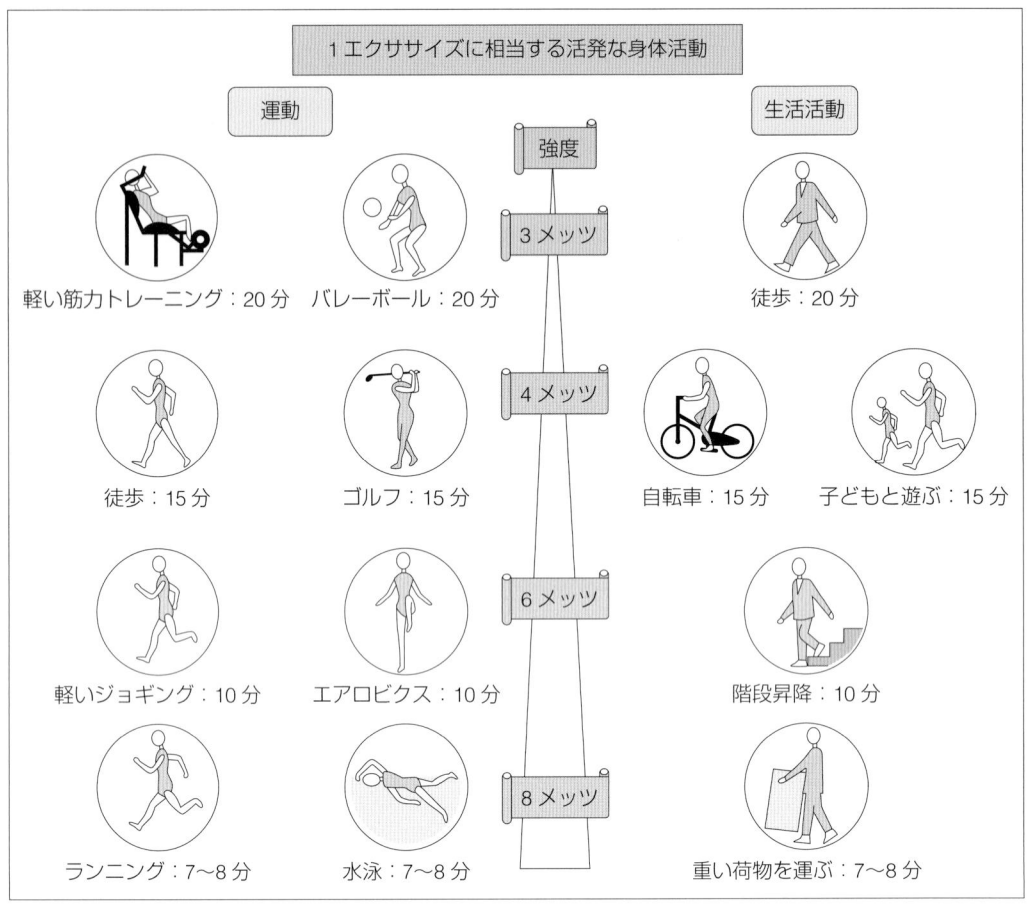

図4　1エクササイズに相当する活発な身体活動
1エクササイズ＝運動強度（メッツ×時間）

（厚生労働省，2006，文献23より）

精神疾患患者の生活習慣と理学療法

　近年，生活習慣病に対する取り組みは世界的に関心が高まっており，日本においても生活習慣病の発症予防のために必要な身体活動量・運動量を示した「健康づくりのための運動基準指針2006＜エクササイズガイド2006＞」が提案されており，運動習慣および体力づくりの重要性が指摘されている．エクササイズガイド2006では，週23エクササイズ以上の身体活動を行い，そのうち4エクササイズ以上は体力の維持・向上を目的として計画的・意図的に実施する活発な身体活動が提案されている[22]．このガイドラインを参考に，いかに運動を継続していくのかが生活習慣病を減らすための鍵となる（図4）．

　精神疾患においても運動の継続は重要であるが，より効果的な運動プログラムの計画および実施に帰結するためには専門家による支援が必要となる．運動プログラムは，医師および理学療法士が対象者の症状に応じて運動プログラムを立案し，プログラム実施に際しては理学療法士による支援が行われることが望ましい．運動プログラムは，強要されるものではなく対象者自らが能動的に取り組むことが重要であり，対象者の状態にあわせて柔軟に処方することで運動効果が期待できる．運動介入は，精神疾患患者の生活習慣を望ましい行動パターンに変容させるために重要であるが，行動変容の具体的な介入方法についてはさら

表3 行動変容のステージ

過程	無関心	関心	準備	実行	維持
	意識の高揚 ドラマティック・リリーフ 環境の再評価				
		自己再評価			
働きかけ			自己解放		
				反対条件付け 援助関係 強化マネジメント 刺激コントロール	

無関心から維持へ段階的に進行するとは限らず，各ステージからの後退も起こり得る．

（Prochaska J O, Velicer W.F, 1997, 文献25より）

意識の高揚	その人が新しい情報を探したり，問題行動に関する理解やフィードバックを得るために努力すること
ドラマティック・リリーフ	変化を起こすことに関する情動的様相．しばしば問題行動に関係する激しい感情的経験を伴う
環境の再評価	問題行動がどのように物理的，社会的環境に影響を与えているかをその人が考えたり，評価したりすること
自己再評価	問題行動に対してその人が見積もる感情的認知的価値の再評価
自己解放	問題行動を変化させるために行うその人の選択や言質のことで，誰もが変化できるという信念を含む
反対条件付け	問題行動への代替行動を行うこと
援助関係	問題行動を変化させる試みの最中に，気遣ってくれる他者の援助を信頼し，承諾し，使用すること
強化マネジメント	問題行動を抑制したり，維持したりする際に随伴する内容を変化させること
刺激コントロール	問題行動のきっかけとなる状況や他の原因を抑制すること

（竹中，2005，文献26より改変）

に検討していく必要がある（表3）．精神疾患に対する運動処方の重要な点についてMoira[1]は，以下のように提案している．

・運動プログラムは柔軟性をもつ必要があり対象者自身の進め方で行う．
・運動の専門家は適切な計画を立てて管理し幅広く身体活動の機会を与える．
・運動の介入は習熟し達成可能な課題を提供する．
・運動の介入は地域生活への活動に転換できる技術の向上を考えて実施する．

Roger[25]は，うつや不安障害などを含む多発性の精神病は，2型糖尿病や肥満などと同様に，生活習慣を改善することで治療が可能とし，生活習慣の改善対策として，運動，食事，社会的な関係性，ストレス管理とリラクゼーション，自然にふれる機会を増やす，ボランティア活動などをあげている．生活習慣の改善は，精神疾患の治療を促し精神医療でのコストを低減させて治療の満足度を高め，副作用や合併症も少なく安全であると報告されている．Rogerは，生活習慣の改善がもたらすメリットについて以下6点にまとめている．
① 身体運動は気分状態を改善し，不安やうつ，認知機能面に望ましい効果が期待される．

② 食生活の改善しにより，うつや統合失調症といった精神疾患の症状軽減に寄与する．
③ 自然の環境で過ごすことにより，認知機能および心身機能の状態に寄与する．
④ 良好な人間関係は心身の良好な状態に寄与する．
⑤ レクリエーションや余暇の楽しみは，社会的能力の向上に寄与する．
⑥ リラクセーションは，不安症・不眠症・パニック障害の治療に効果が期待される．

「精神病院は自由と引き換えの避難所であってはならない」．これは，イタリアの精神病院撤廃を実現させたバザーリアの言葉である．日本の精神科病院は，世界の中でも依然として多い病床数を維持している．さらに精神病院は人里離れた場所に建てられていることが多く，入院環境で生活している対象者の世界は非常に限られており，退院後の通院に困難を伴う場合がある．精神疾患者の生活習慣を改善するには，施設収容を脱却した適正な医療と，地域生活おける継続的なケアが求められることはいうまでもない．

このような状況の中でも，近年では認知症および精神疾患入院患者の地域移行が課題となっており，その過程には理学療法士を含む医療職種の拡充が検討されている．日本では欧米諸国に遅れながらも，援護寮や福祉ホーム，グループホーム，授産所や地域生活支援センターなどが徐々に整備され，多くの精神疾患のある方々に対して地域生活が継続できるための支援体制が少しずつではあるが整いつつある．地域生活における良好な生活習慣による心身の健康維持および増進の方策の1つとして行動変容と運動の継続が今後の重要な課題になると考える．

生活習慣病は老化という退行性変化を基盤にするため，65歳以上が約50％を占める精神科病院の入院患者は生活習慣病の危険性が極めて高くなる．Amanda[27]は，運動の有効性は他の治療を促進する効果があるとし，精神疾患患者の治療には薬物療法およびその他の治療に加えて運動の実施と生活習慣の見直しが喫緊の課題と述べている．定期的な運動プログラムへの参加は，安定的な生活習慣への行動変容が期待され，精神症状および認知機能の改善に効果があることが示唆されている[28]．今後は精神疾患患者に対して運動の専門家である理学療法士が積極的に関わり，生活習慣病をはじめ種々の心身の問題に包括的なリハビリテーションの取り組みが展開されることを期待したい．

参考文献

1) Moira C, Ciara K：Lifestyle and physical health in schizophrenia. Advances in Psychiatric Treatment, 11：125-132, 2005.
2) Amanda J：Exercise therapy and mental health in clinical populations：is exercise therapy a worthwhile intervention？. Advances in Psychiatric Treatment, 8：262-270, 2002.
3) Patricia B, et al.：Physical Fitness Program for Patients with Psychiatric Disorders. PHYSICAL THERAPY, 67（4）：545-548, 1987.
4) Hoang U, et al.：Mortality after hospital discharge for people with schizophrenia or bipolar disorder：retrospective study of linked English hospital episode statistics, 1999-2006. BMJ, 343（13）：5422-5422, 2011.
5) 清水恵子：地域で生活する統合失調症患者の生活習慣病に関する意識調査．山梨県立大学看護学部紀要，9：23-34，2007.
6) 斎藤まさ子，内藤 守：統合失調症患者の退院後にも肥満が持続するプロセスと看護介入．新潟青陵学会誌，3（1）：33-42，2010.
7) Leslie C：Metabolic Issues in Patients with Severe Mental Illness. Southern Medical Journal, 98（7）：714-719, 2005.
8) McCreadie R：Diet, smoking and cardiovascular risk in people with schizophrenia：descriptive study. The British Journal of Psychiatry, 183（6）：534-539, 2003.
9) Hert M, et al.：Metabolic syndrome in people with schizophrenia：a revie. World Psychiatry, 8（1）：15-22, 2009.
10) Padmavati R：Metabolic syndrome in mental disorders. Indian J. Med. Res, 131（1）：11-13, 2010.
11) Ganguli R, Strassnig M：Prevention of metabolic syndrome in serious mental illness. Psychiatr. Clin. North Am, 34（1）：109-125, 2011.
12) 藤沢良知：生活習慣病予防セミナー．p13，月刊「食生活」編集部，2004.
13) Green L, H Kreuture M, W：Health promotion planning. pp1-43, Mayfield Publishing Co, Mountain View, 1991.
14) 厚生労働省：「健康日本21」最終報告書．健康日本21評価作業チーム，2011.
15) Loprinzi P, Cardinal J：Interrelationships among

physical activity, depression, homocysteine, and metabolic syndrome with special considerations by sex. *Prev Med*, 54(6): 388-392, 2012.
16) 警察庁生活安全局生活安全企画課:平成22年中における自殺の概要資料.
17) 伊藤 裕:生活習慣病 News&View 12. p2, 2008.
18) 厚生労働省:標準的な健診・保健指導プログラム 第2編. 2007.
19) 厚生科学審議会健康増進栄養部会:今後の生活習慣病対策の推進について(中間とりまとめ). 2005.
20) 高橋英孝:生活習慣病の危険因子としてのストレス要因.日本人間ドック学, 20(5):942-949, 2006.
21) 久住眞理:ストレスと健康. p155, 紀伊国屋書店, 2008.
22) 石井安彦:健康づくりのための運動基準・運動指針の改定にあたって. 体力科学 56:56-59, 2007.
23) 厚生労働省:健康づくりのための運動指針 2006.
24) Prochaska J O, Velicer W F:The transtheoretical model of health behavior change. *American Journal of Health Promotion*, 12(1):38-48, 1997.
25) 竹中晃二:身体活動の増強および運動継続のための行動変容マニュアル. p44, ブックハウス HD, 2005.
26) Walsh R.:Lifestyle and mental health. *American Psychologist*, 66(7):579-592, 2011.
27) Amanda L:basic body awareness therapy. pp10-29, Sweden, Lund University, 2001.
28) 健やかな脳を保つために 最新の脳科学研究からわかったこと.第4回脳プロ公開シンポジウム 報告書,学術総合センター,文部科学省脳科学戦略推進プログラム, 27-28, 2012.

(山本大誠)

4 章 症例編

1. 統合失調症
2. うつ病
3. 摂食の異常

4章 症例編

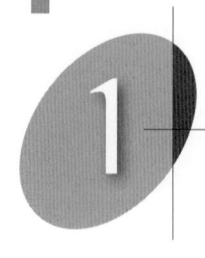

1 統合失調症

　近年,精神疾患を有する患者数は急増しており,2011年の厚生労働省による患者調査によると320万人と報告されている[1]．また精神疾患罹患者数は,都道府県が医療計画において定める4疾患(「がん」「急性心筋梗塞」「脳卒中」「糖尿病」)の患者数よりも増加しており,自殺や長期入院,生活習慣病の問題をはじめ,精神疾患患者への種々の対応が社会的に大きな課題となっている．このような背景から,厚生労働省は広域かつ継続的な医療を提供し,国民の健康保持を図ることを目的とした医療計画において,これまでの4疾患に「精神疾患」を加えて精神保健医療改革を進めている[2]．

　精神疾患の中でも,統合失調症患者は入院患者の約6割を占め[1],精神疾患入院患者において最大の対象疾患とされている．統合失調症の長期入院患者は,高齢化および身体合併症を来しやすいとされている．身体合併症は,薬物療法による副作用や薬物の不適切な使用,また運動不足や不規則な生活習慣などを起因とする糖尿病や高血圧など種々の身体症状を合併した状態である．身体合併症がある統合失調症患者のうち,特別な管理を要する対象者は10.5％と報告され,その内訳は内分泌・代謝疾患(25.9％),循環器疾患(12.1％),消化器疾患(11.6％)の3つで約50％を占めている[2]．このため,統合失調症入院患者の高齢化や身体合併症への対応が重要な課題としてあげられ,精神科病院と一般病院との相互連携体制の充実がこれまで以上に求められている[3]．

　このような背景から,身体を専門とする理学療法士は精神疾患患者を対象とする機会が増えていくと予測され,これまで以上に精神科領域における理学療法士の臨床的役割が重要となる．しかし,精神医療における理学療法士の役割は十分に認知されているとはいえず,精神疾患患者に対して理学療法の成果を最大限に高めるためには,精神疾患に対する基礎知識と臨床的推論が不可欠となる．

　本項では,精神疾患の中でも代表的な統合失調症について概要を述べ,症例を通して理学療法プログラムやその効果,対応のポイントについて概説する．

統合失調症の概要

　統合失調症は,思春期および青年期に好発し,多くは慢性的に経過する精神疾患であり,人格,思考,感情,行動,興味関心,対人関係などに課題を来し,社会生活に困難をきたす疾患である[4]．疾患の原因は,脳の損傷,神経学的要因(ドパミン仮説),遺伝的要因,産科的合併症,心理・環境要因,ストレス-脆弱モデルなど種々の仮説が述べられているが,現在のところ不明とされている[5]．統合失調症は,症状の経過により前兆期,急性期,消耗期,回復期に分類され,病期に応じた対応が必要とされる(図1)[6]．統合失調症の治療は薬物療法,精神療法,リハビリテーションを柱として展開される[4,6]．しかし,統合失調症は完治することが難しく,症状の再燃を繰り返して徐々に社会適応能力や人格水準が低下することが知られており,いかに再燃を防ぐかが治療の重要な課題である．また,統合失調症の治療経過は個人差が大きく,発症の時期や病型,早期治療の有無,リハビリテーションの有無,生活環境の違いなど種々の要因によって一様ではない．また,入

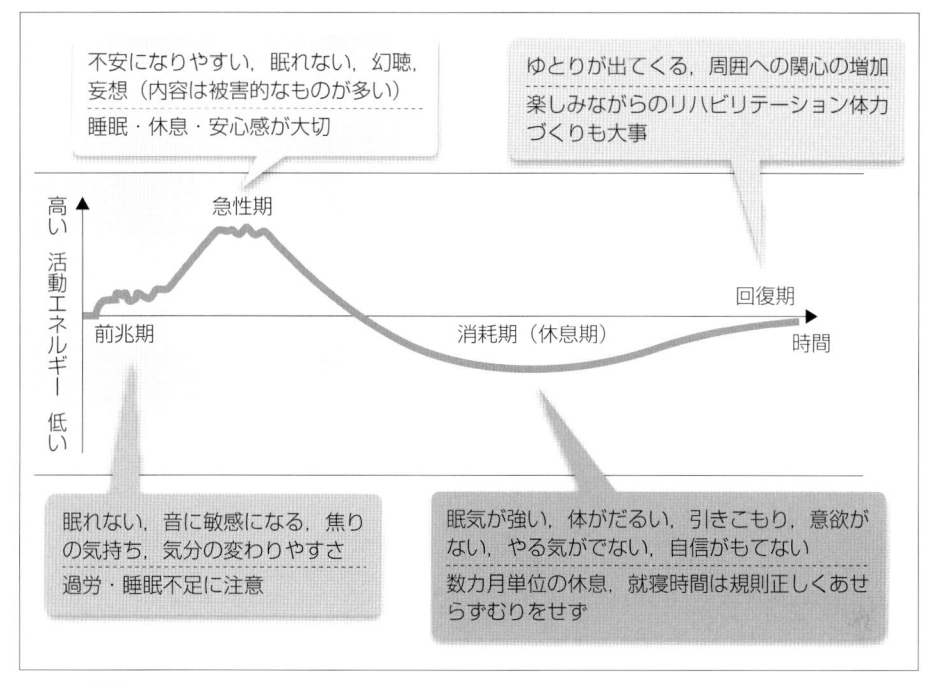

図1 病状経過

(すまいるナビゲーター,文献5より)

院期間は統合失調症の重症度,家族ケアの能力,地域の特性,病院の構造およびスタッフの質・量・治療技術など多くの因子によって決定される[5].そのため,回復期や慢性期に関わることの多い理学療法士は,統合失調症患者の治療経過および予後を左右する因子となる可能性があり,疾病特性や症状の再燃予防を考慮した対応が重要となる.

症例紹介

患　者：70歳代,男性,身長172cm,体重77kg,BMI 26.8
診断名：統合失調症
現病歴：X-10年に統合失調症を発症し,数カ所の精神科病院の入退院を繰り返していた.X-1年,左大腿骨頸部骨折により人工関節置換術を受け,自宅の農業を手伝いながら精神科外来通院による治療を継続していた.X+1年：食事摂取困難となり入院治療が再開.X+9年：腰椎椎間板ヘルニア(保存的治療)による歩行障害で理学療法開始となった.

表1 問題点

① 下肢筋力低下および向精神薬の副作用による歩行障害(すくみ足)
②「夜中,足に誰かが電気をかけるので歩けなくなった」等の妄想発言
③ 不安や焦り,判断力と病識の欠如による転倒
④ 生活範囲の狭小化

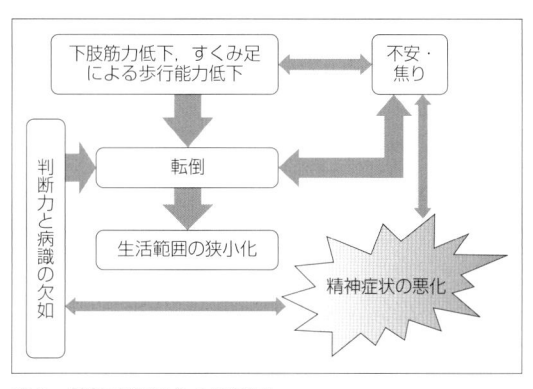

図2 精神症状悪化の関連図

理学療法評価：関節可動域：股関節屈曲(膝伸展位)角度は,右が45°,左が60°であった.

徒手筋力検査：股関節周囲筋力は左右ともに3〜4レベルであった.

歩行観察：すくみ足による歩行障害が出現し，日常生活における転倒が頻回にみられた．

精神症状：陽性・陰性症状評価尺度（以下PANSS）における評価において妄想や猜疑心，運動の減退，病識と判断力欠如がみられた（陽性症状32点，陰性症状37点，総合精神病理62点）．

日常生活活動：機能的自立度評価（以下FIM）では，運動項目において移動・移乗項目が低下し，認知項目では問題解決，社会的交流，理解の低下が認められた（総合得点93点）．

薬物療法：薬物は，主に陽性症状と陰性症状の緩和および鎮静を目的として，セレネース6mg/day，ヒルナミン100mg/day，リスペリドン4mg/dayが処方されていた．

1. 問題点

表1に問題点，図2に関連図を示した．症例は，下肢筋力低下，すくみ足による歩行障害に加え，「夜中，足に誰かが電気をかけるので歩けなくなった」，「病棟のB師長が電気をかけに来た」という妄想や不安および焦り，判断力と病識の欠如などを起因とした転倒がみられた．理学療法士による歩行器使用の促しに対しては，「転倒してもケガはしないから大丈夫」「こけたりしない」と助言を受け入れず，その結果，独歩による移動が転倒につながり，精神状態の増悪および生活範囲の狭小化を招いた．

2. 対象者の目標設定および理学療法プログラムとその対応

理学療法士は，症例の意向を取り入れながら，本症例に3つの目標を設定した（表2）．理学療法プログラムでは，特に"不安や焦りを軽減させ，判断力と病識を改善して転倒を減らす"ことに重点をおいた．立案した理学療法プログラムとその対応は表3に示した．理学療法の実施は，本症例に対する治療の説明と同意を得た後に，プログラムを提示して開始した．プログラム開始当初，複雑なプログラムは拒否傾向にあったため，本症

表2 目標設定

① 下肢筋力強化，歩行器使用による歩行能力の向上
② 不安や焦りを軽減させ，判断力と病識を改善し転倒を減らす
③ 精神科作業療法活動参加による生活範囲の拡大

表3 理学療法プログラム

① 下肢の徒手療法（マッサージ）
② 下肢筋力増強練習
③ 歩行練習（歩行器）
④ 精神科作業療法（屋外活動）への参加調整

対応

＊安心感を与えるよう理学療法の流れと見通しの提示
＊急がさず，ゆっくりと一定のペースで働きかける
＊本人のペースに合わせ根気よく説明する
＊難易度を下げる
＊心身の状態に関心を促す

例が希望した下肢の徒手療法（マッサージ）をリラクセーションおよび信頼関係形成の手段として導入した．次に下肢筋力増強運動は，股関節および膝関節周囲筋を中心に行い，自主練習では正確な運動方向や運動の持続が困難なことから，運動方向や負荷量を調整できる徒手抵抗で実施した．また，歩行練習においてすくみ足が出現した場合は一度静止し，姿勢を整えてから再度練習するように指導した．さらに，転倒しそうになった場合は，「足が出にくいのがわかりますか．この状態で無理に歩き続けると転倒の可能性があり危険です」，「歩きたい気持ちはよくわかりますが，その気持ちを抑えて一度止まりましょう」，「少し歩くのが早いのでもう少しゆっくり歩きましょう」と常に自己および周辺の状況を説明し，歩行状態への気づきと関心を促すようにした．このような経過の後に，歩行器使用の必要性に関する説明を対象者に行い，病棟での使用法を現場で具体的に練習し，対象者のペースに合わせ，自立支援を中心としたプログラムを実施した．

3. 経過および変化

理学療法の経過を図3，対応による変化を図4に示した．理学療法の介入の結果，下肢筋力が改

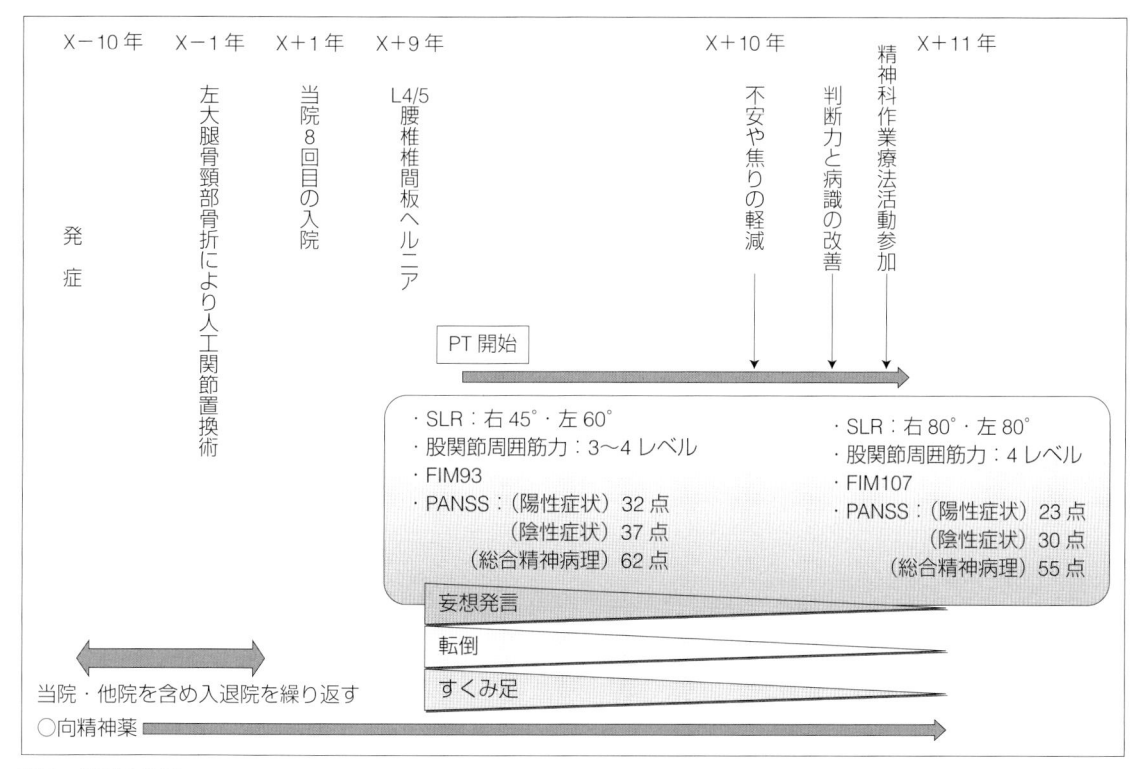

図3 症例の経過

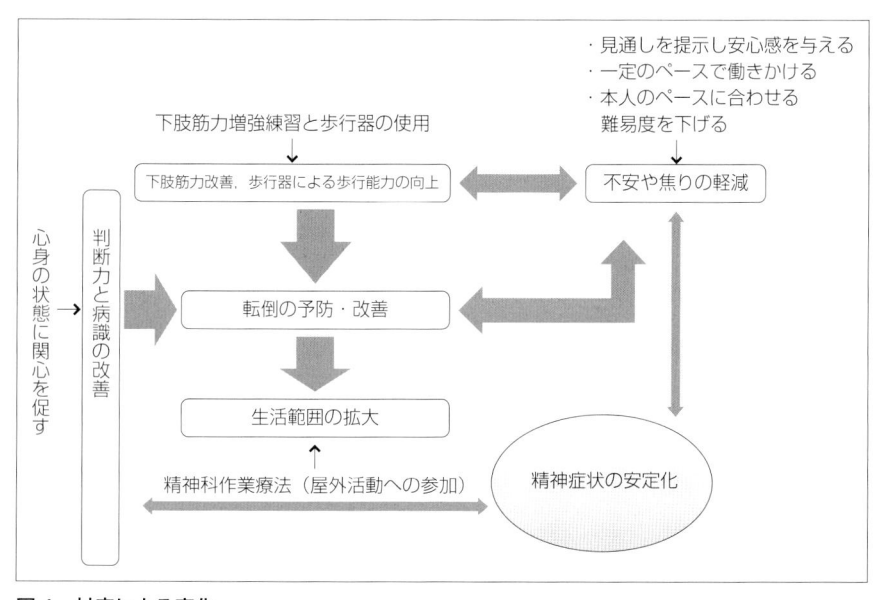

図4 対応による変化

善し，すくみ足は出現するものの出現頻度が低下した．また，適切に歩行器を使用することにより，焦りによる転倒の頻度が低下した．理学療法開始当初は転倒しそうになっても無理に歩こうとするなど，転倒の危険性に対する意識の低下が認めら れたが，「今日は足の力の入りが悪いので無理をしたらいかんね」，「椅子に座るときは一度止まってからゆっくり座らないかんね」との発言が聞かれ，判断力と病識に望ましい変化が認められた．

その他の評価では，図5に示すようにPANSS

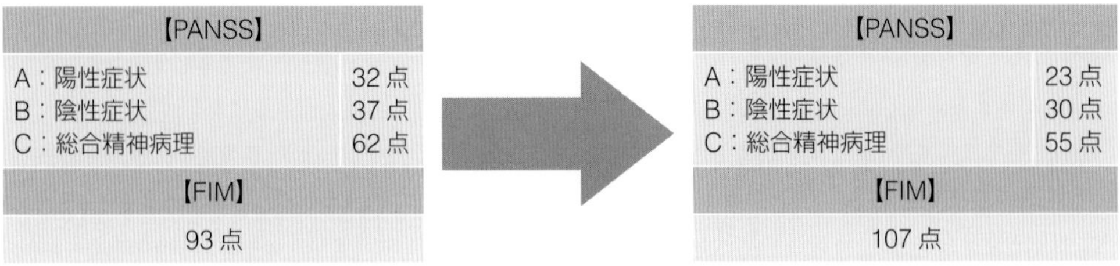

【PANSS】	
A：陽性症状	32点
B：陰性症状	37点
C：総合精神病理	62点

【FIM】
93点

→

【PANSS】	
A：陽性症状	23点
B：陰性症状	30点
C：総合精神病理	55点

【FIM】
107点

図5　PANSSおよびFIMの変化

およびFIMの成績も改善し，本症例は精神科作業療法の屋外活動に参加し，生活範囲の拡大がみられ，妄想の減少が認められた．

症例からみる重要なポイント

1. 理学療法を進める上で大切なこと

本症例を通して，理学療法を進める上で重要なポイントを述べる．最も重要な点は"自立を支援すること"を念頭に置いて対応することである．対象者を尊重し，潜在能力を信じながら，わずかながらでも自分の力で歩き始めた対象者を支え，励まし，対象者のペースに合わせ，健康な側面を活かす視点が重要である．

❶ 理学療法プログラムの進め方

対象者は難易度が高すぎるプログラムを拒否しやすい傾向があるため，対象者ができることから導入したほうが受け入れられやすい．特に理学療法プログラムの開始時は，確実にできることから進めることが介入継続の点からも重要である．

対象者の意向を取り入れながら理学療法プログラムを計画し，対象者に適応したプログラムを選択できる環境に配慮することがプログラムの進行に望ましい影響を及ぼす．

❷ 結果を急がず，待つ姿勢が重要

本症例は，理学療法プログラムの途中に転倒がみられ，自信を失いかける場面も見られたが，精神科作業療法の屋外活動に参加できた．焦らず対象者を見守りながら「結果を急がないこと」「待つ姿勢」が理学療法士に求められる．これらの姿勢が欠けている場合は，対象者の不安や焦りを助長することにもつながるため，プログラムを実施する際には念頭におく必要がある．

❸ 常にわかりやすい言葉で根気よく説明を繰り返す

先崎[6]は「運動計画を示す際は，現在行っているプログラムを中心にできるだけ具体的に簡潔に，何度も同じ調子で説明することが必要である．そして不安や焦りに対しては誠実に接し，自分は医療者に守られている，保護されているという感覚をもってもらえるようふるまいたい」と述べている[8]．今回は，対象者に常にわかりやすい言葉で説明を根気よく続けたことにより，転倒，転落への危険性に対する意識が向上し，不安が解消され，転倒回数の減少につながったと思われる．

❹ 非言語的コミュニケーションの重要性

理学療法を進めるに際し，理学療法士は対象者の表情，しぐさ，態度を観察して読みとり，他部門および病棟からの情報を統合することにより，対象者に何があったのか，その出来事が対象者にとってどのような意味があり，どのような心境に陥っているのかを推察することができ[8]，これら対象者を理解する過程は，理学療法プログラムを遂行していく上で重要な判断材料となる．一方，対象者も理学療法士の表情や態度，しぐさをよく観察している点に注意が必要である．対象者の失敗に対する理学療法士の落胆の表情は，対象者の罪悪感に結びつく可能性があり，信頼関係を損ね

てしまう可能性がある．

　本症例も練習で失敗した際に「先生，怒らんとってよ（怒らないでね）」という発言がみられた．理学療法士としては怒る気持ちはなく，気持ちを表情に出したつもりもないが，無意識のうちに表出されている可能性がある．そのため，理学療法士は常に自己の行動や対応をモニタリングしながら対応することが求められる．

❺「対象者の改善された健常な部分に働きかける」という視点の重要性

　統合失調症患者に対応するにあたり，対象者の持つ健常な部分に目を向け，それを活用するように促すことが重要である[7]．今回は「今日は足の力が入りが悪いので無理をしたらいかんね」，「椅子に座るときは一度止まってからゆっくり座らないかんね」と言動および行動の変化が見られた．このような変化に対し，理学療法士は心身の機能が改善している事実を具体的に褒めることで健常な部分がさらに活用され，さらに対象者のモチベーションの向上が期待される．

2. 他職種と連携していく上で大切なこと

　他職種間の連携は，対象者の生活上のニーズについて共通の理解をし，それに対する職種間の役割を明確にすることが大切である．そのため，理学療法士は医師の治療方針やケアプランに準じた理学療法プログラムの展開と対応が求められる．以下に医師，看護師・ケアワーカー，精神科OTの各職種間の連携ポイントについて述べる．

❶ 医師との連携

　統合失調症の治療の中核となる薬物療法は，精神症状に治療効果を発揮する反面，身体機能の低下を引き起こし，理学療法継続が困難になる場合がある．このような場面では，身体機能の低下を最小限に抑えるために主治医へ相談することが重要である．

❷ 看護師・ケアワーカーとの連携

　経時的に対象者の情報を共有することで精神症状の変化への早期対応や理学療法プログラム実施に対する判断と対応が可能となる．また，理学療法で獲得された機能および能力を病棟生活に活かせるよう働きかけをすることが重要である．

❸ 精神科作業療法士との連携

　対象者の生活範囲を拡大する目標到達には，理学療法士と精神科作業療法士との連携が不可欠である．特に病院内外の作業活動に理学療法プログラムで獲得された機能および能力を意図的に関連づけるためには，常に精神科作業療法士と協働し，生活活動につなげていくための連携を図る必要がある．

　今回，理学療法の介入により身体機能，精神機能が改善した症例を紹介したが，統合失調症は再燃を繰り返す特徴があり，理学療法で得た身体機能および能力の改善状態が長くは続かず，「改善－再燃－低下」の繰り返しを経験することが多い．そのため理学療法士には自己の治療に対するモチベーションを維持し，根気よくプログラムを続けることが求められる．

　現在，統合失調症患者が身体に対する治療として理学療法を受ける場合，疾患別リハビリテーションの基準に従って処方される．しかし，慢性疾患である統合失調症患者では，疾患別リハビリテーションで規定される日数（脳血管疾患リハビリテーション180日，運動器疾患リハビリテーション150日）では，理学療法の効果を十分に得ることは困難である．今後は再燃を繰り返すという統合失調症患者の"特殊性"を考慮した診療報酬算定基準の見直しが必要ではないだろうか．さらに，北欧で理学療法が精神疾患を対象とするように，日本でも精神疾患を対象とした理学療法のあり方について議論していくことが課題である．

参考文献

1) 厚生労働省：患者調査資料．2011．
2) 厚生労働省「第17回　今後の精神保健医療福祉のあり方等に関する検討会」資料1　2009年5月21日．

3) 厚生労働省：医療計画（精神疾患）について　資料A3.
4) 小此木啓吾・他：心の臨床家のための精神医学ハンドブック　改訂版．pp233-243，創元社，2010.
5) 坂田三允：統合失調症・気分障害をもつ人の生活と看護ケア．pp28-43，中央法規，2004.
6) すまいるナビゲーター　ブックレットシリーズ　No1　統合失調症ABC.
7) 先崎　章：精神医学・心理学的対応リハビリテーション．pp121-133，医歯薬出版，2012.
8) 土居健郎：新訂　方法としての面接　臨床家のために．pp38-48，医学書院，1992.

（加賀野井聖二）

4章 症例編

2 うつ病

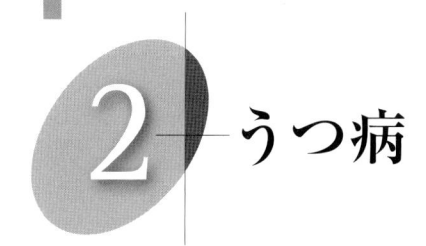

　日本のうつ病患者数は，増加傾向にある．それに伴い，理学療法士が精神疾患を合併している身体疾患患者や，身体疾患を合併している精神疾患患者を担当するケースが増加している．その際，多くの理学療法士が苦慮する点は，対象者との接し方ではないかと思われる．躁症状やうつ症状がみられる中で，身体疾患に対しどのように理学療法を実践していけばよいのだろうか．そこで，本論ではうつ病の特徴と対応法について，症例を通して検討したい．

うつ病とはどのような病気なのか？

　気分障害は，感情の高揚や抑うつなど，気分（感情）の異常な容態を指し，躁病相とうつ病相に分類される[1〜3]．この両病相を呈する病態を双極性気分障害という．これに対し，うつ病相だけを示すものを単極性気分障害（うつ病性障害）とよぶ．躁病相のみが出現するケースはまれであるが，一般的に双極性気分障害に分類されている．また，単極性気分障害は，出現している症状数やうつ症状の持続期間から，大うつ病性障害や気分変調性障害などに分類される．以下に躁病相とうつ病相の特徴を述べる．

1. 躁病相の特徴

- 気分爽快感が強く誇大的で，些細なことで怒りやすい．
- 気分の高揚から活動性が亢進し，周りの迷惑を考えない行動が多くなる．
- 興味の拡散がみられ，集中力が低下する．
- 睡眠時間が減少し，疲労感を感じにくくなる．

2. うつ病相の特徴

- 意欲が湧かず決断力や集中力が低下し，活動性が低下する．
- 自責感や悲哀感が強まる．
- 他者との関わりを煩わしく感じる．
- 睡眠が浅く，早朝覚醒を生じやすい．

　このように，躁病相とうつ病相は，対照的な症状を呈する．また，うつ病相では，自殺の危険性が高いため注意を要する．一般的にうつ状態の極期には自殺する気力も残っていないことが多いが，早期の不安定な時期やうつ症状が軽快し始める回復期に自殺念慮が最も高まりやすいといわれている．次に，これらの特徴を理解した上で，どのように対応していけばよいのかについて述べる．

うつ病患者への対応のポイント―症例―

1. 一般的な対応方法

　まず，看護や作業療法では，うつ病患者に対し，病期と病相ごとで異なった対応法をとっている．その内容を**表1**に示した[1, 2]．ここで，注意して

表1 うつ病の病期と病相における症状と対応法

			症状	対応法
早期	前期	躁	・意欲の亢進がみられ，まとまりのある行動がとれない．	・積極的な介入は避ける． ・信頼関係の構築を優先する．
		うつ	・自分を卑下しやすい．	
	後期	躁	・徐々に関心が湧き始めるが興味が拡散しやすい．	・簡単で失敗の少ない課題から始める． ・時間や回数を明確に示し，達成感を得られやすいようにする．
		うつ	・病前の能力と比べ，自責感や劣等感を感じやすい．	・簡単な課題を反復する． ・失敗体験による，自己卑下感を防ぐ．

			症状	対応法
回復期	前期	躁	・少しずつ言動にまとまりがみられ始める． ・結果を気にするようになり，無理をしやすい．	・達成感の蓄積により，まとまりのある肯定的な言動を強化していく． ・結果よりも努力した過程を認めるようにフィードバックする．
		うつ	・日常的な事柄について考えられるようになる．	・課題の達成度に合わせて，難易度を上げ自信をつける． ・無理をしない範囲で，生活に関連した動作練習を行う．
	後期	躁	・精神症状の改善がみられ，気持ちにゆとりが生まれる．	・家庭復帰，社会参加に向けて，対象者の役割に適した実践的なプログラムを行う． ・再燃，再発防止の観点から，息抜きや気分転換になるような活動を対象者が行えるようにサポートする．
		うつ		

おくべき点は，表1に示したような対応法をとっても，すべての対象者において順調に理学療法プログラムが進行し，回復に向くとはいいきれないという点である．当然のことであるが，うつ症状は，対象者の過去の生い立ちなど種々の要因が影響し，症状は多岐にわたるため，対象者の経過も個人差が大きい．これに加え身体疾患を合併していれば，その対応法は格段と多様になる．対応法（表1）はあくまでも参考であり，対象者の症状や反応に合わせて柔軟に調整していくことが望ましい．

症例：糖尿病の増悪，加齢に伴う廃用症候群を合併したうつ病罹患者

本論では，うつ病を呈し身体合併症のある対象者への，実際の理学療法介入および対応法を紹介する．

❶ 症例紹介
＜一般情報＞
患　者：70歳代，女性，身長148cm，体重56.8kg，BMI（体格指数）25.9（肥満度1）

家族構成：娘一人，夫とは死別，独居．
職　歴：元調理師
性　格：真面目，几帳面（病前は執着性格）

＜医学的情報＞
診断名：うつ病（DSM-IVによる大うつ病性障害中等度）
合併症：糖尿病，廃用症候群，脳梗塞後遺症（軽度）
投薬状況：表2に示す．
現病歴：退職をきっかけに，不安・焦燥を伴う抑うつ状態となり，他院に入院となる．しかし，約4カ月後にうつ病状が悪化し，当院に入院となる．身体的所見としては，高血糖と加齢に伴う下肢筋力の低下があげられ，医師からは，歩行能力の向上を目標に理学療法が処方される．
病　状：不安・焦燥の強い抑うつ気分を認めた．また，夜間帯に眠れず，日中に浅い睡眠を繰り返すといった睡眠障害（不眠）もみられた．さらに，対人トラブルを起こすなどの問題行動もみられていた．身体的には，倦怠感・疲労感が強く，活動性が著しく低下しており，全般的にADLは介助を要するレベルであった．

❷ 理学療法による到達目標

- 下肢筋力強化による支持性，耐久性の向上
→歩行の再獲得（病室内自由移動を目標とした，短距離単独歩行の獲得）

❸ 精神症状に対する理学療法上の課題（介入初期）

- 抑うつ傾向が強く，理学療法プログラムに対する意欲が低下している．
- 不安感から理学療法士に対する不満を抱き，悲観的で拒否傾向が強い．

❹ 理学療法プログラム立案時の配慮点

　理学療法介入初期は，抑うつ症状がみられやすく，理学療法士やプログラムに対する不安や拒否が認められる[4]．また，運動への意欲も低下しているため，初期段階で疲労を伴いやすい動的プログラム（立位保持・歩行練習など）を取り入れることは，運動への意欲をさらに低下させてしまい，抑うつ症状を助長させる場合が少なくない．そのため，初期段階では静的プログラム（リラクセーションなどの受動的な内容）を中心に取り入れる方が望ましいと考えられる[5〜7]．さらに，静的プログラムを遂行している時には対象者とゆっくり会話してコミュニケーションをとる時間になるため，この時期は信頼関係の構築を最優先することが大切である．

　この時期を過ぎると，理学療法士やプログラムへの不安も徐々に減少し，動的プログラムへの取り組みも比較的容易となってくる．また，介入時間帯を考慮することも必要であり，一日の生活の中でうつ症状が軽い時間帯を把握することや，うつ症状が軽くなるといわれる午後の時間帯を選択することも，スムーズな介入を行うためのポイントであると考える[1, 4]．これらの点を考慮し，本症例に実施したプログラムを，病期別に四期に分類したので紹介する（表3）．

❺ 理学療法プログラム実施後のうつ症状と身体機能の変化

　上記の対応法と理学療法プログラムを実施した結果，介入初期時にみられていた精神症状が以下

表2　症例の投薬状況

薬名	頻度	種類	効能
トレドミン錠15mg	朝・夕各1錠	抗うつ薬	意欲増進
セルシン錠5mg	眠前1錠	抗不安薬	不安・緊張緩和
マイスリー錠10mg	眠前1錠	睡眠導入剤	睡眠・鎮静作用

＊抗精神病薬を抜粋．約5カ月間の投薬量に変化なし

のように改善した．また，病期ごとの変化点を表4に示した．本症例のうつ症状の改善は，第一期と第四期に実施した，ハミルトンうつ病評価尺度（Hamilton Rating Scale for Depression：HRSD）の結果からも，寛解傾向であることが認められる．加えて，身体機能面についても，理学療法による到達目標であった「歩行の再獲得」まで達成することができた．

- 状態：抑うつ傾向が強く，理学療法プログラムに対する意欲が低下している．
  →理学療法プログラム実施時間前になると，自発的に身支度を済ませて自室で待つなど，積極的な姿勢がみられた．

- 状態：不安感から理学療法士に対する不満を抱き，悲観的で拒否する傾向が強い．
  →理学療法士との会話が増え，円滑なコミュニケーションが図れるようになった．悲観的な発言が減少し，笑顔が増え，理学療法プログラムに対する拒否的言動が少なくなった．

　本論では，うつ病に身体疾患を合併した対象患者への，理学療法介入および対応法について述べた．以下にそれらのポイントを簡潔にまとめる．
① 介入初期は，理学療法プログラムの内容と運動量に留意し，信頼関係の構築を優先する．
②「励ます」のではなく，「褒める」ことを正フィードバックとして付与する．達成できたことに対して褒めるのはよいが，「○○ができたので，もう少し努力しましょう」という声掛けは「励ます」ことになるので注意を要する．

表3 病期別理学療法プログラム

	時間配分		トレーニング内容
不安期	静的トレーニング	40分	リラクセーション
表出期	静的トレーニング 動的トレーニング	30分 10分	リラクセーション 平行棒内運動・動作
興味期	静的トレーニング 動的トレーニング	20分 15分	リラクセーション 立位保持練習10分, 歩行練習5分
社交期	静的トレーニング 動的トレーニング	20分 20分	リラクセーション 立位保持練習10分, 歩行練習10分

＊処方単位数：2単位（40分）

第一期：不安期…特に抑うつ状態のみられる時期
第二期：表出期…自己の内面を表出し始める時期
第三期：興味期…他者への興味を抱き始める時期
第四期：社交期…他者とのコミュニケーションが増え始める時期

表4 うつ症状・身体機能の病期別比較

	精神症状	身体機能	期間
第1期 【不安】	プログラム遂行に非協力的 易怒性 悲観的発言が多い 他者との会話を嫌う	起居保持練習：中等度介助 立位動作、歩行練習拒否 FIM：59/126点 HRSD：17点	約1カ月目
第2期 【表出】	プログラム遂行にやや協力的 笑顔が見られるようになる 悲観的発言の減少 自分の思いを表出する	起居動作：軽介助 平行棒内歩行練習：軽介助 FIM：66/126点	約2〜4カ月目
第3期 【興味】	リハビリに協力的 自発的発言の増加 具体的な主訴を表出 他者に興味を示し話を聞く	起居動作：近位監視 歩行器使用で歩行練習：近位監視 FIM：75/126点	
第4期 【社交】	自発的なプログラムへの参加 自発的な挨拶や会話が可能 他者との日常会話が可能	起位動作：自立 単独歩行練習：短距離自立歩行 FIM：88/126点 HRSD：9点	約5カ月目

③ うつ症状の軽い時間帯を把握し，それに介入時間を合わせる．
④ 拒否的反応がある時期は，無理をさせず休むことも必要となる．
⑤ 拒否的反応が続き，暴言や行動に現れた場合でも，理学療法士は治療の意思と準備が整っていることを日々伝える．
⑥ 身体症状や動作能力の低下は，うつ症状による見かけ上の低下である場合がある．うつ症状の改善に伴い，身体面が急速に改善することもある．
⑦ 病棟生活や作業療法時の反応も把握し，他職種との連携を密にする．
⑧ うつ病の重症度や症状の現れ方は様々で，個人差が大きい．病期を見きわめて，柔軟に対応していくことが必要である．

　最後に，理学療法士がうつ病などの精神疾患患者に関わる際，理学療法の専門性に偏り，身体的機能面だけに重点を置きがちである．しかし，本論で記述したように，身体・精神の両面から対応しないと，期待される効果が得られないばかりか，理学療法プログラム自体が対象者にとってストレスとなり，精神症状を増悪させかねないという点を認識しておく必要がある．また，精神疾患は理学療法士にとってなじみの薄い領域ではあるが，今後この領域においても他職種と連携し，相互の専門性を発揮し合うことで，理学療法士の必要性はさらに認知されると確信している．

参考文献

1) 大月三郎・他：精神医学　第5版．pp256-275, 文光堂, 2003.
2) 山根　寛：精神障害と作業療法　第2版．pp162-168, 三輪書店, 2003.
3) 岸本年史：国試看護シリーズイラストで見る診る看る精神看護　第2版．pp29-33, 医学評論社, 2001.
4) 堀田英樹：うつ病に対する作業療法の考え方—精神症状・状態像の理解に基づいた臨床の展開．OTジャーナル, 42 (2)：125-130, 2008.
5) 岡崎英人・他：症例に学ぶうつへの対応—脳卒中後のうつ．臨床リハ, 14 (8)：709-714, 2005.
6) 岡崎　渉：病院におけるうつ病の作業療法—事例を通してうつ病の作業療法を考える．OTジャーナル, 42 (2)：131-137, 2008.
7) 阿部哲敬：身体症状へのアプローチを拒まれたケースへの関わり．OTジャーナル, 45 (13)：1440, 2011.

（橋本洋平・鏑木智加）

4章 症例編

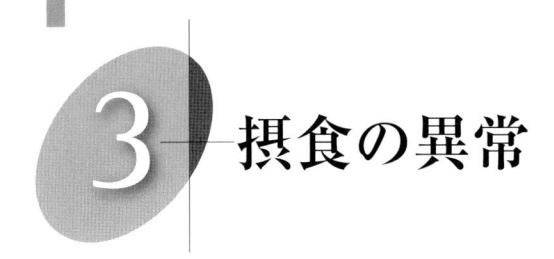

3 摂食の異常

　精神科領域における「摂食障害」,「摂食の異常」とは，神経症圏における神経性無食欲症ならびに神経性大食症とは，区別して捉える必要がある．「摂食障害」とは一般的には神経症性障害における生理的障害および身体的要因に関連した行動症候群に含まれ，ICD-10のF50摂食障害に分類される（**表1**）．

　本稿では上記，神経症圏における「摂食障害」とは別に，精神科領域でしばしば見受けられる摂食の異常の事例を紹介する．

　精神科領域では個々の欲動の障害が多く認められ，自己保存欲の問題として食欲の障害を呈することがある．それには，食欲の低下，食欲の亢進ならびに食欲の質的異常としての異食症などがあげられる．

❶ 食欲低下（無食欲：anorexia）

　脳器質疾患による器質精神病から発生する摂食中枢の障害，うつ病などの生命感情の障害に伴う食欲低下などがある．

❷ 食欲の亢進（食欲過剰：hyperorexia）

　多食polyphasiaと頻食bulimiaとがある．躁病の欲動亢進に伴う食欲亢進，精神発達遅滞や認知症などの食欲に対する抑制の低下から食欲過剰を示すこともある．水を大量に飲む水中毒もしばしば見受けられる．

❸ 異食症（pica）

　異食症は，精神症状を背景として食欲の質的な異常として現れる．対象は通常では食の対象とならない，排泄物，土砂，草木，毛髪や金属小物などを摂食する．幻覚妄想が顕著な統合失調症，認知症，精神発達遅滞などでみられることがある．

　また，摂食の障害では食事のとり方に特徴があり，「駆け込み食い，詰め込み食い」といわれるおよそ咀嚼し嚥下できる量とは思えない食事量を口に頬張りむせびながら強引に飲み込もうとする例が多くある．摂食・嚥下の問題であるが，誤嚥の誘因となることが多くある．

　精神科領域にみられる摂食障害は，精神症状が

表1　ICD-10の摂食障害と分類

F50	摂食障害	Eating disorders
F50.0	神経性無食欲症	Anorexia nervosa
F50.1	非定型神経性無食欲症	Atypical anorexia nervosa
F50.2	神経性大食症	Bulimia nervosa
F50.3	非定型神経性大食症	Atypical bulimia nervosa
F50.4	他の心理的障害と関連した過食	Overeating associated with other psychological disturbances
F50.5	他の心理的障害と関連した嘔吐	Vomiting associated with other psychological disturbances
F50.8	その他の摂食障害	Other eating disorders
F50.9	摂食障害，特定不能のもの	Eating disorder, unspecified

背景にある場合と精神症状を引き起こしている身体疾患の随伴症状として現れる場合がある．また，加療に伴う投薬の副作用に伴い摂食の障害を呈することがあるため，症状の観察とその原因を探ることが必要である．

症例①異食：水中毒から熱湯を飲んだ例

患　者：30歳代，男性
診断名：統合失調症・水中毒
経　過：中学卒業後，職を転々としていた．20歳代後半で家族と相談の後上京するも，音信不通となる．翌年7月に大阪府内の遊技場から家族に連絡があった．同年8月，走行中の車に自転車で体当たりし，運転手より警察へ通報されるが，そのまま逃走し，近くにいた少年の首を絞め「俺を殺してくれ」と叫びながらその場から離れ，その少年からも警察に通報されたが，再び通行中の女性に抱きつき首を絞める行為があった．しばらくして警察官により取り押さえられた．その後，外傷治療のためX病院へ救急搬送されるも意味不明な言動，暴言暴力がみられ，X警察署に保護される．X市こころの健康センターより自傷他害の恐れがあるために，当院に精神鑑定の依頼があり，引き続き精神科初回入院となる．入院直後から抗精神病薬を中心とした薬物療法を開始するも，状態像に変化は認められなかった．

1. 摂食の異常の経過

30代前半時，自分の気合いを試すために，湯沸かしポットの熱湯を約400cc一気に飲み，同日Y病院に救急搬送され，口腔内，咽頭・喉頭，食道熱傷のため気道閉塞による窒息を起こし直ちに気管切開が施行された．およそ10日後に呼吸状態が安定し当院に再入院され，経過は良好である．現在は抗精神病薬を中心とした薬物療法を受けている．夜間は水の多飲の要求が強くなるため，夜間隔離を要し，運動を制限している．そこで，四

表2　水中毒の症状（血液中の「ナトリウムイオン」の濃度低下によって伴う症状）
以下にナトリウムイオン濃度による症状を示す．

130mEq/L－軽度の疲労感を感じる
120mEq/L－頭痛，嘔吐，精神症状などの症状が出る
110mEq/L－性格変化や痙攣，昏睡症状
100mEq/L－神経の伝達が阻害され呼吸困難などで死亡

肢の廃用症候群予防のために理学療法が処方された．
現在の精神症状：意識清明，知能は軽度低下，幻聴あり，妄想あり，衝動行為・興奮あり．
問題行動：徘徊あり，その他（水中毒）

2. 本症例における水中毒症状の理学療法・リハビリテーション

本症例は「水を飲め」という幻聴が続き，水を多量に飲水する．血液検査では，現在ではナトリウムの値は低下しているものの水中毒の症状は消退している．このまま飲水量を減らすことができなければ，身体に負担がかかるため隔離もやむを得ないとの問題が想定される．

また，薬物療法として約1年間抗精神病薬を服用しているため，抗コリンの副作用などで口渇の症状があり，ある程度の水を飲むのは仕方がないと考えられる．その対策としては，氷を口に含む，シュガーレスの飴をなめる，うがいをするなどの対応のほか，夢中になれることを見つけ，水への執着心をやわらげるようにすることが課題である．理学療法における廃用性機能低下に対するトレーニングは，低負荷・低回数だが，高頻度になるように心がけ，徒手だけでなく，物理療法・エクササイズマシーン・レッドコードエクササイズなども取り入れており，単調にならない運動療法の介入を心がけている．

当院ではトレーニング前後の精神状態を検査した結果，有意な交感神経の低下が認められ，低負荷・低回数の運動療法は，精神症状の安定に効果的であると考えている．幻聴は容易に消退しないため，対象者の訴えを傾聴し，幻聴に振り回されないように適切なアドバイスをすることが大切で

ある．精神科全般にいえることであるが，対象者の意思を尊重することは重要である．水中毒の治療を始めるにあたり，医療者は対象者とともに考え，より良い飲水行動を促すことが大切である．

水中毒が軽快した症例では，その多くにおいて他の精神症状も軽快する傾向があり，このように精神疾患の複雑で多様な症状は，一つが改善することにより連鎖的に良い方向へ導かれることもある．

3. 理学療法・リハビリテーションの観察・評価ポイント

観察のポイントとして，頻回な飲水行動（強迫的多飲・強行飲水）の有無，多尿・尿失禁の有無（尿の性状が水のようではないか），嘔気，嘔吐などの消化器系疾患の症状の有無，生活パターンや言動に注意し，精神症状の増悪の有無（精神症状の悪化と飲水行動の悪化の関係性に留意する）などを中心に観察する必要がある．

評価のポイントとしては，体重増加，血清ナトリウム値（血清ナトリウム値が135mEq/Lより少ない値）であること（**表2**），尿量は頻尿や夜尿症を認める場合，一日尿量が約4ℓを超える場合などをチェックする．

4. 理学療法・リハビリテーションアプローチのポイント

主なポイントは，水中毒の身体症状・精神症状ならびに日常生活への影響を理解することである．水中毒患者の観察と関わりにおける留意点としては，

- 多飲行動の把握
- 多飲の理由の把握
- 水中毒の危険性を説明し，飲水量を減らすように働きかける
- 生活スタイルを把握し，気分転換をうまく図れるようにする
- 体重測定を実施し，体重変動の目標を定め対象者の意識を高める
- 水への執着心をやわらげるような興味ある運動療法の導入
- 興味や楽しみになり得る運動療法と物理療法の併用

などがあげられる．

5. 現在の状況

本症例は，意識状態が清明であり，幻聴・妄想はあるものの投薬にて緩和されている．衝動行為・興奮状態は認められない．水中毒については，口渇はあるものの看護師の管理下にて自制ができている．

理学療法については，全身性廃用症候群の予防と日中の活動量の維持のために，全身筋力強化をマシン・トレーニングにて週3回継続している．

症例② 妄想に支配され拒食と過食を繰り返した例

患　者：30歳代後半，女性
診断名：妄想型統合失調症
経　過：生活歴不詳．母親と二人暮らし．19歳時に意味不明の発言がみられ，家族とともにX診療所に受診し，統合失調症と診断される．しばらく不定期に自宅から通院していた．家族には，「薬を飲むのは犯罪」「霊が存在する」「外の音がどんなに小さくても幽霊が大きくする」などの幻覚妄想により引き起こされると思われる言動が常時認められ，20歳時にX診療所の勧めでY精神科病院に初回入院するも，母親が「かわいそう」との理由から2週間で退院となる．その後，通院先を変更し精神科通院加療を継続していた．30歳代中頃，スーパーで衣類を万引きし，X警察署に保護されるも，保護下で意味不明な行動が多く，精神科救急医療情報センターより当院へ精神鑑定依頼があり，同日X警察より搬送され外来受診し応急入院となる．病識は著しく欠如しており，周囲に「私は霊の言う通りにしただけ」「私は何も悪いことはしていない」と言い張る．数日後，唯一の親族である母親が体調不良のため諸手続き

困難にて，X市長同意を依頼し，医療保護入院に切り替えて入院加療を継続することとなった．

1. 摂食の異常の経過

入院当初から妄想に支配された言動行動が主体であった．食事では，病院食を食べた後に間食を頻繁に食べ続ける過食行為の後に，病院食に手もつけなく間食も全く食べない拒食を繰り返すことがしばしばあった．拒食時に，「今日の食事はいかがでしたか？」と尋ねると，「普通においしかったですよ」と事実と異なる内容を平然と返答していた．本人に病識は全くなく，「自分は普通に生活していて，食事も何も気にしていない．ただ，幻聴に言われるままに食事を摂食している」と語った．また，入院していることを疑問視しており，「早く退院したい」と訴える．

2. 理学療法・リハビリテーションアプローチ

日中，病室にほぼ引きこもった状況であり日中活動の維持と運動不足による全身廃用症候群の予防のため運動療法を勧めるも，「何のためにするんですか？　私には必要ないです」と拒否する．作業療法活動にも消極的である．意図的に病室訪問しADLの不具合の有無を雑談を交えながらかわし，信頼関係を構築するための関わりを継続している．

症例③ 拒否と拒食を繰り返し全身性の廃用症候群を招いた例

患　者：50歳代，女性
診断名：精神発達遅滞，四肢運動障害
経　過：普通中学校卒業後，職歴なし，未婚．四肢運動障害の原因，経過は不明．ADLは要介助であり，オムツを使用し外出は車椅子移動で，ほぼ引きこもり状態の生活であった．母親と二人暮らしをしていたが，X年，突然に何かを拝み始め

表3：症状からみた拒食・過食のタイプ分類
（これらの型分類は時期により相互に移行）

① 拒食のみのタイプ
② 過食のみのタイプ
③ 拒食と過食の相を交互に繰り返すタイプ
④ 過食に嘔吐や下剤乱用を合併するタイプ

るなど意味不明な言動が出現する．母親とX病院脳神経内科を受診し各種検査を受けるも異常所見を認められずにいったん帰宅する．数日後の夜中，自宅にて大声を発し「蛇が出る」などの幻視を訴え再受診する．翌月に意味不明な大声を発し徘徊もあり再診するも改善しなかった．数日後，X病院からの紹介にてY病院精神科へ初回入院となる．その後，入院中に誤嚥性肺炎を発症し高熱を発し，Z病院へ転院となる．絶食，ペントシリン持続点滴にて解熱し，自他覚症状は軽快した．言語聴覚士による嚥下指導を開始して，嚥下動作に改善傾向がみられ全粥刻み食が開始となる．一般状態は落ち着くも，理学療法・リハビリテーション受診について家族の強い希望があり，同年，理学診療科のある当院へ転院となる．

1. 摂食の異常の経過

本症例は，入院前から口中に食物を咀嚼しきれないほどに頬張る「詰め込み食い」はあったとのことで，誤嚥性肺炎の誘因ではないかと推察されていた．転院当初は食事時の見守りの中，ゆっくりと一口ずつ食べる誘導を行い「詰め込み食い」はみられなくなっていった．

ある時，他患からの何気ない容姿への指摘がきっかけとなり，看護師を含む他者とのコミュニケーションを断ち目も合わさなくなった．他者からの声かけにも一切返答せずに頑迷に周りを拒否し続け，拒食するようになった．さらに，孤独になることで，ベッド上にて緊張状態を続け，体動が少なくなったことにより仙骨部に発赤をきたし，褥瘡予防のために他動的体位変換を要するようになった．

拒否状態は数週間続き，徐々に看護師，理学療

法士の声かけに目線を合わせ始め，反応がみられるようになった．現在では，拒否前と同様の状態にまで改善し，拒食も改善した（**表3**）．

過食・拒食以外に，併存する思考・行動の問題も様々で，自傷行為，閉じこもり，対人緊張，心理的退行現象などがみられることが多くあるが，日常生活（通学，出勤，出産，育児など）を維持できている面もある．

2. その他の拒食症状の要因

拒食症の診断には，症状精神病である脳や消化器などの疾患との鑑別が重要である．特に，うつ病に伴う食欲低下を拒食症と混同される場合がある．さらに，妊娠初期のつわり，胃がんの初期症状を拒食症と誤診された例，脳腫瘍に伴う食欲減退を拒食症と誤診された例などがあり，その原因追及は慎重に行う必要がある．

3. 拒食と過食の理学療法・リハビリテーションアプローチ

過食への具体的対処（身近にできること）として，食べ物を病室に置かない，必要以上のお金を所持させず売店での食べ物の購買を制限するなどがあげられる．過食衝動は強い衝動であるが，決して長時間持続しないので，10〜20分経過すれば衝動が徐々に軽減することが多い．

また，過食は一種の依存であり，食嗜が癖となっている場合が多い．したがって，ストレス発散を目的として，本人が気軽に遂行可能な運動療法プログラムを計画する．作業療法活動などを通して，食事間の時間を他患とのコミュニケーションや活動を行い，間食を断つことも効果的である．

参考文献

1) 大熊輝雄：現在臨床精神医学　改訂第10版．金原出版，2005．
2) 川上宏人・松浦好徳：多飲症・水中毒　ケアと治療の新機軸．医学書院，2010．
3) 長嶺敬彦：抗精神病薬の「身体副作用」がわかる．医学書院，2008．
4) 茂木康子，石綿啓子：水中毒患者への看護介入に関する文献の動向．つくば国際大学研究紀要，14：203-210，2008．
5) 田場真由美・他：精神障害者の多飲水への介入研究　スポーツドリンク飲用による介入前・中・後の比較．病院・地域精神医学，51（2）：143-144，2008．
6) 稲垣　中：精神科領域における多飲症・水中毒．精神科看護，30（10）：38-43，2003．
7) 高橋恵理：摂食障害にて発症した統合失調症症例．心身医学，51（7）：615-620，2011．
8) 西園マーハ文：神経性食欲不振症と過食症の精神症候学．臨床精神医学，28（7）：845-850，1999．
9) 永田利彦：薬物療法．*Modern Physician*，27（6）：834-836，2007．
10) 秀野武彦・浅井病院：向精神薬による肥満と高血糖．臨床精神医学，33（増刊）：648-656，2004．

（沖田幸治・小枩武陛）

5章 課題と展望

1. 心理領域における理学療法の課題と展望
2. 精神科領域における理学療法の課題と展望

5章 課題と展望

1 心理領域における理学療法の課題と展望

心理領域の理学療法について

　心理領域の理学療法といってもその内容を明確に規定できない難しさがある．心理領域は，対象を特定するのは難しく，分野としては医療や介護だけでなく健康増進まで広げることができるからである．このように理学療法における心理領域は間口が広く，疾患別の理学療法とは異なり，専門的に焦点を合わせにくいのである．

　なお，日本理学療法士協会の中には，12 の分科学会と 10 の部門があり，「心理・精神領域の理学療法」は部門の 1 つとして含まれている．日本の現状からして，その学問体系および臨床場面における体制は，いまだ確立されているとはいえない．しかし，本書の第 1 章で紹介されているように，北欧ではメンタルヘルスに理学療法士が介入しており，「心理・精神領域の理学療法」は世界理学療法連盟のサブグループの 1 つにもなっている．そのことを踏まえ，日本において国民への要請に応えるためにも，近い将来分科学会として発展することを願いたい．

心理領域の理学療法の現状と課題

　心理領域の理学療法が実施されている現状と課題について述べる．現在，日本において心理領域の理学療法が実施されている実状として以下の 2 つが考えられる．

1. 身体疾患（障害）を有する対象者の理学療法を実施するケース

　身体疾患（障害）を有し，同時に心理的問題を抱えているケースはたくさんある．よって，理学療法の対象となるすべての身体疾患（障害）に対して理学療法士は，その対応の仕方は異なるが，心理的対応が必要である．心理的問題が顕在化するケースとして，攻撃的・不定愁訴を訴える・異常行動がみられる・対象者や障害への適応が難しい・理学療法を拒否する・依存心が強い・焦っている・不安感が強い対象者などである．対象となる疾患は，多岐にわたっているが，主な疾患として，脳卒中片麻痺，脊髄損傷（対麻痺，四肢麻痺），関節リウマチ，頭部外傷，がん，筋萎縮性側索硬化症，小脳失調症，パーキンソン病などがある．

　このような疾患に対しては，理学療法士は身体面に目を向ける傾向にあるが，身体症状に対応しながら，並行して心理状態あるいは精神症状に対応することが大切である．一般的な心理的対応として，顕在化した行動の内面にある隠された感情や思考を理解することが必要である．最近，行動・認知療法的アプローチや行動分析学的アプローチが用いられているが，これは心理学を取り入れた

心理的対応と身体的対応が同時に行われている心理学的理学療法であるといえる．これらの有効性を示し，エビデンスを確立していくことが今後の課題である．さらに，さまざまな心理学（学習心理学・認知心理学，発達心理学，カウンセリング心理学・臨床心理学・神経心理学など）をベースにした理学療法の新たな構築が考えられるのではないかと考えられる．

2. 予防・健康増進としての理学療法を実施するケース

生活習慣病（糖尿病，メタボリクシンドローム）の予防や改善，介護予防，障害予防のために運動療法を実施することが増えている．生活習慣の行動変容を効果的に進めるには，行動医学や行動科学の知識を理学療法に取り入れていく必要があると考える．

3. アンケート調査からみた現状と課題

筆者らが，理学療法士に対して行った心理的アプローチについてのアンケート結果を報告する．本調査では理学療法士292名から回答を得た．アンケートの回答の結果は，「心理・精神的問題に困っている」という回答が96.6％と多かった．困っている内容では，重複回答であるが，「患者の心理状態の把握」78.4％，「障害受容の援助の仕方」59.6％，「心理的問題の対処方法」58.6％，「患者の家族心理」46.9％，「心理的アプローチの時期」24％，「チーム・アプローチ」17.8％という結果であった．「心理的な面を含めて患者に対応しているか」という問いには，「すべての患者に対応している」32.7％，「一部の患者に対応している」57.4％，「対応していない」9.9％であった．さらに，「理学療法士の卒前教育に心理学の教育をもっと増やすべきか」という問いには，「増やすべき」68.4％，「現状でよい」30.5％，「減らしてもよい」1.1％であった[1]．これらのアンケート結果から若い理学療法士の多くは，心理領域の理学療法について関心をもっているが方法論がわからないと

いうことがうかがえる．調査からいくぶん時間が経ったが，2011年にWCPTのサブグループ（IOPTMH）を立ち上げるために日本国内に作られたのが心理・精神領域理学療法研究部門である．これを契機に心理・精神領域の理学療法における方法論を論議できると期待している．

心理領域の理学療法の展望

日本理学療法士協会では，心理・精神領域の理学療法の研修会は年2～3回，東京と大阪を中心に開催しているが，参加する会員が増え，研修会が定着してきた感がある．問題意識をもって研修会に参加している会員が多いため，参加型の研修会を開催するといろいろな議論ができる．このように，発表や研修の場ができたことは将来に向けた布石であるといえる．それらのことを踏まえて今後の展望として卒前教育と卒後教育について述べる．

1. 卒前教育の展望

初年時教育としてリベラルアーツ教育（教養）の基盤の上に立って，支えるこころを育てる（人間性）教育を行う．そのためには，哲学や倫理学，コミュニケーション論（特に聴くことの涵養が大切），心理学（臨床心理学・学習心理学・認知心理学・行動分析学・リハビリテーション心理学・カウンセリング心理学などを選択必修とする）をしっかりと学修する．例えば，early exposureとして理学療法概論の中で，理学療法士はこころとからだの両面から対象者に関わることを具体的な例をあげて学ぶことが大切である．対象者へ「こころとからだ」からせまる理学療法学教育を初年時から教育することが大切である．

この領域における卒前教育の一般的目標は，疾病や障害に対して身体と心理の両面から理学療法を理解する．到達目標は，①対象者と理学療法士の信頼関係を構築することができる，②基本的な

医療面接が行える，③基本的な精神症状を説明できる，④基本的な心理的対応ができる，などである．教育方法としては，講義，演習が必要である．演習では面接での会話分析，モデリング，ロールプレイ，フィードバック，ディスカッションなどを組み入れ，模擬患者の導入やOSCE（客観的臨床技能試験）の実施などを図ることが必要である．

これらの教育を行うためには指導者（教員）を育成することが前提となる．今後の課題は，心理・精神領域の専門理学療法士育成であろう．

2. 卒後教育の展望

卒後教育は，日本理学療法士協会の心理・精神領域理学療法研究部門が卒後研修プログラムを作成し，一定の知識と技術を修得した者を養成していくことが必要である．さらに学会発表や症例報告を通して研鑽していくことがこの領域の発展につながることになると思われる．また，大学院教育においても，この領域で学位を取得できるように推進することが期待される．

筆者は心理的に問題のある対象者に出会うたびに「こころとからだ」を診ることができる理学療法士を育てたいと考えてきた．身体の動き，活動を捉えることが得意な理学療法士は多いが同時にこころの動きまで捉える理学療法士は数少ないのではないだろうか．患者のこころとからだは一体のものである．こころを動かすとからだも動く，からだを動かせばこころも動くことは，多くの理学療法士が知っている．だからこそ，常に「こころとからだ」から対象者を診る必要がある．このことは，精神症状が現れているからといって精神にだけ目を向けるのではなく，身体にも目を向けることが重要であるということに他ならない．

理学療法の対象となる領域が広がり，枝を広げつつある理学療法学は，学の根幹である幹の部分を太くしなければその枝はもたない．理学療法学の幹の部分が何であるかは議論のあるところであろうが，筆者は「こころとからだ」を有する人間を総体として理解するための学問であると思っている．

心理領域における理学療法は，心理学・精神医学の知識やカウンセリング技術を用いるということであるが，理学療法士としてのアイデンティティを確実に構築することが重要である．理学療法士とは何をする職業なのかを明確に意識することである．

参考文献

1) 森岡壮充・他：身体疾患を扱うリハビリテーション科と精神科の連携．臨床精神医学，27：1041-1049，1998．
2) 高橋雅延：認知と感情の心理学．pp1-32，岩波書店，2008．
3) Randolph R. Cornelius：The Science of Emotion Research and tradition in the psychology of emotion, Prentice-Hall, Inc, 1996［斉藤 勇（監訳）：感情の科学．誠信書房，1999］．
4) 宗像恒次（編）：看護に役立つヘルスカウンセリング．メヂカルフレンド社，1999．
5) 杉山尚子：行動分析学入門．集英社，2005．
6) 武井麻子：感情と看護：人とのかかわりを職業とする意味．医学書院，2001．
7) 樫村正美，岩満優美：感情抑制傾向尺度の試み 尺度の開発と信頼性・妥当性の検討．健康心理学研究，20(2)：30-41，2007．
8) Ashforth, B. E. & Humphrey, R. H.：Emotional labor in service roles；The influence of identity. *Academy of Management Review*, 18：88-115, 1993.
9) Zapf, D：Emotion work and psychological well-being-A review of the literature and some conceptual considerations. *Human Resouce Management Review*, 12：237-268, 2002.
10) 片山由加里・他：看護師の感情労働尺度の開発．日本看護科学会誌，25(2)：20-27，2005．
11) 富樫誠二：PTのための心理・社会学的接近論序説．広島理学療法学，1(11)．2002．
12) 森 真一：自己コントロールの檻．pp60-90，講談社，2004．
13) 中村 真：情動コミュニケーションにおける表示・解読規則．大阪大学人間科学部紀要，17：117-145，1991．
14) 斎藤 勇：対人感情と対人行動と情緒の関連．心理学研究，57：242-245，1986．
15) 古城和敬・他：あなたのこころを科学する Ver.2．北大路書房，1998．
16) 川本隆史（編）：ケアの社会倫理学．pp159-180，有斐閣，2005．
17) 早坂裕子，広井良典（編著）：みらいを拓く社会学 看護・福祉を学ぶ人のために．pp119-139，ミネルヴァ書房，2004．

18) 小村由香:感情労働における自己 感情労働がポジティブな経験となるための条件.社会学年誌,45:67-82,2004.
19) 久保真人:バーンアウトの心理学.サイエンス社,181-196,2004.
20) 朝田 隆:認知症に対する運動療法の効果.老年精神医学雑誌,19:1231-1235,2008.
21) 先崎 章:精神医学・心理学的対応リハビリテーション.pp158-162,医歯薬出版,2011.

(富樫誠二)

5章　課題と展望

2 精神科領域における理学療法の課題と展望

　世界理学療法連盟（WCPT）は，精神科領域への理学療法士の取り組みが重要であると認識し，精神科およびメンタルヘルス領域の国際的な理学療法士の組織として，サブグループメンタルヘルス（International Organization of Physical Therapy in Mental Health：IOPTMH）の設置を，2011年6月の世界理学療法連盟総会で承認した．このサブグループの設立目的を**表1**に示す．日本理学療法士協会は，このサブグループの設立メンバー国として名乗りを上げ，積極的に国際的な役務を果たすとともに，国内においては日本理学療法士協会専門領域研究部門の一組織を設置して，会員の知識・技術の研鑽，学術向上のため活動を行っている．

　世界理学療法連盟のサブグループIOPTMHは，「メンタルヘルス」として広い概念で活動指針を定めている（表1）．本稿では，日本における精神科領域における理学療法の課題と展望について，日本の現状に鑑み，短・中期的展望について言及する．

精神科領域において質の高い「理学療法」を実践できること

1. 理学療法における一連のプロセスを円滑に実施できること

　理学療法のプロセスは，評価過程，プログラム介入過程からなる．評価過程は，面接（観察），検査測定の情報の入手から始まって，分析と考察を経て，目標の設定，プログラムの立案の流れになる．それに基づいてプログラムを実施する．理学療法評価の目的は，①対象者の全体像や身体機能障害を客観的に把握，②理学療法の目標設定，③理学療法実施計画，④治療効果判定である．精神科理学療法では，さらに，⑤理学療法実施に影響する問題行動ないし精神症状の把握，⑥自傷他害行為など有害事象の予測と防止，を追加し考慮する必要がある．

　心理・精神的側面は，治療帰結（アウトカム），治療介入のプロセス，治療経過に大きな影響を与える．したがって，精神症状・障害を理解し，常に配慮しながら理学療法を実践することが不可欠である．精神医学の知見を基にして，理学療法介入の視点から，適切な評価測定，情報収集，目標設定，プログラム立案などの一連のプロセスを効率的に達成する「治療的理学療法」をすべての理学療法士が実践できるようになることが望ましい．

2. 理学療法介入時の精神症状・障害への対応

　理学療法介入に際して様々な精神症状や行動障害が出現する場合がある．理学療法士は，対象者自身が自己および周囲に対し，精神症状・障害をどのように認識して，いかに行動するのかを，臨床経験や精神医学の知見から推察して対応策を講じる．精神面の配慮をせずに理学療法を行った場合，パフォーマンスの低下や停滞をもたらし，精神症状の悪化をもたらすことにもなる．

　理学療法実施の際には，身体的・精神的ストレスが対象者にかかり，ストレスが精神症状・障害に影響する．認知療法，認知行動療法などの各種精神療法の手法を取り入れ，対象者にかかるスト

表1　世界理学療法連盟サブグループメンタルヘルス（IOPTMH）設立の目的

1. 世界のメンタルヘルス領域で活躍する理学療法士の相互協力を推進する
2. 理学療法士によるメンタルヘルスケアの実践と標準化を促す
3. コミュニケーションと情報交換による治療実践を発展させる
4. メンタルヘルスにおける新たな知見を広く普及させること，科学的手法による研究を推進していくこと
5. 部門が認可したWCPTメンバーと組織の発展を支援する

（世界理学療法連盟，文献1より著者試訳）

レスを低減させつつ理学療法介入ができれば，身体障害と精神障害を同時に改善させることが可能である．経験や研鑽を積んだ理学療法士が，身体精神合併症患者に対して理学療法介入をすると，運動機能の向上はもとより精神症状も改善することがある．

精神科領域における「身体精神健康増進理学療法」の展開

精神障害者においても，健康増進，生活習慣に関連する疾病の予防，メタボリック症候群，精神活動低下や閉じこもりによる廃用症候群，加齢による身体諸機能の低下予防などの取り組みが喫緊の課題となっている．理学療法士も身体障害が生じる以前の，問題が潜在している時点から積極的に関わる必要があり，この領域の理学療法を「身体精神健康増進理学療法」と位置づけをし，臨床実践と知見の集積研究を早急に行う必要がある．

精神科理学療法に関するネットワークを築き理学療法ガイドラインを確立すること

理学療法士は，精神障害を有する対象者に理学療法を施行して，はたして効果があるのか，理学療法の内容や手法は最善なのかなどと，日々悩みながら実践しているのではないだろうか．ことさら，一人職場で孤軍奮闘してフィードバックに乏しい職場環境では，EBMとは無関係の医療をしているのではないかと自責の念まで抱いてしまうかもしれない．精神科理学療法を実施する社会環境，学術的蓄積が脆弱なため，個々の理学療法士は情報や技術の集積が困難となっている．

精神科病棟・病院以外の一般病院や施設で，理学療法を実施する職場においても精神症状/障害を呈する対象者は少なくない．各地域から全国の様々なレベルで理学療法士が一致団結して，精神科理学療法の臨床能力の向上，研究成果を共用できるようにする体制が必要である．そのためには，日本理学療法士協会専門領域研究会をはじめとして，各都道府県士会開催の研修会に参加し，理学療法士のネットワークを形成することが必須である．さらに，職場内研修や各地域の関連職種が集まる場，心理精神関連研究会で情報発信，情報共有をして，研究に取り組むことが重要である．臨床に直結する知見や地道な研究をこつこつと積み重ね，精神科臨床ならではのEBMないしEBPTを築き，さらに多施設共同研究にも取り組み，理学療法ガイドラインを作成するところまで発展させる必要がある．

精神科領域の医療専門職としての役割を果たす

理学療法士は，職場において理学療法の実践のみならず，チームの一員としてジェネラリストとしての医療専門職の役割も求められており，それを果たすことがスペシャリストであるという自覚をもつことが必要である．再度，精神科領域の理学療法士の役割を**表2**に示す（この表は，1章「精神科領域における理学療法の捉え方」にも掲載している）．1の狭義の理学療法士の役割から，順に各個人の能力に応じて精神科勤務の理学療法士としての役割が拡大する．精神科勤務の理学療法

5章 課題と展望

表2 精神科における理学療法士の役割

1. 傷害や疾病による身体機能低下に対する理学療法介入
2. 日常生活における諸動作，身体機能向上に対する生活の再構築，援助
3. 精神障害者のスポーツ参加
4. 生活の質（QOL）の向上
5. 精神障害に対する啓発活動
6. 精神症状や精神機能の改善に対するアプローチ（いわゆる精神療法）
7. 就業や社会参加に対するアプローチ

士にとって，キャリアアップのための必要な能力，要件でもあり，キャリア・ラダーの指針になると考える．

精神科理学療法の研修，キャリアアップ体制の確立

1. 研修メニューの質量の充実

多くの理学療法士は，文献購読や職場内外研修への参加など自己研鑽に励みながら日々臨床業務に取り組んでいる．しかし，個人のモチベーションの向上に頼るだけでは情報や技術の集積は困難である．精神科理学療法の研修やキャリアアップ体制を確立する必要性が高まっている．

日々実践の現場での研修は非常に大切である．職場内研修を充実させるためには，職場において，各科医師，看護師，作業療法士，精神保健福祉士などと連携体制を築き，臨床で日々に生じる課題について一つひとつ丁寧に解決を図ること，積み重ねる姿勢が重要である．意外と齟齬が生じるのが，同じ精神医学でも職種や職場によって専門用語の使い方や精神科医療に対する考え方が違うことである．

職場外研修として，日本理学療法士協会および各都道府県士会は，精神科理学療法に関しての研修メニューを充実させ，会員は日本のどこにいても，希望をすれば研修会に参加できる体制を確立する必要がある．精神科理学療法領域では，ことさら専門領域研究会や精神・心理部門の取り組みが重要である．

2. 理学療法士キャリアデザインの作成

日本理学療法士協会は，理学療法士の職能団体として，精神科領域の裾野の拡大や質の高い理学療法提供体制の確立に取り組み，理学療法士一人ひとりの臨床能力の質を高め，高まる社会のニーズに十分応える責務がある．それには，卒前教育から，新人，中堅，監督管理職までのクリニカルラダーを制定し職能団体としての役割を担うこととなる．卒後研修の計画的な参加により理学療法士としてのキャリアアップを図り，高度な臨床実践，公衆衛生，研究教育職，地域医療の実践など，それぞれの領域で高度な理学療法を担う人材の育成を輩出する体制を確立することである．学術発展を支援し能力を担保する制度として，認定・専門理学療法士制度があるが，精神科理学療法においても，例えば，「精神科領域認定理学療法士」を新設する必要があると思われ，さらなる日本理学療法士協会の強力な後押しを期待したい．

身体精神合併症患者の理学療法介入を体験すると，それぞれの対象者の社会的，身体的，精神的な状況によって，パフォーマンスやアウトカムに差異が生じる可能性がある．例えば，①精神症状を悪化させてしまい，その日の理学療法ができなかった．②精神症状を悪化させずに，理学療法が介入ができた．③理学療法介入で精神症状も良くなり，積極的に理学療法に取り組んだ．しかし，①から③までの内容は日によって定まっていない．もちろん，毎回③の状況で実施できるのが望ましく，③を目指して臨床実践をするのは論ずるまでもない．また，どのような対象者にも，どの

理学療法士が担当しても③の状態での結果が出せるようにするのが望ましい．

　確かな知識技術を不断に提供することで信頼感を得ることができ，専門職としての自信につながり，自己効力感が向上する．さらに，蓄積された知見を同僚や後進の理学療法士にしっかりと伝えることが，専門職の役割でもある．

参考文献

1) 世界理学療法連盟ホームページ http://www.wcpt.org/ioptmh（閲覧日：2012/10/25）
2) 荒木　毅，久保照雄：精神障害者の身体合併症に対する理学療法について．理作療法，14：166-171，1980．
3) 水島繁美：精神障害と運動機能不全．総合リハ，20：207-211，1992．
4) 沼尾茲夫：都立松沢病院における合併症治療の現状と問題点　2整形外科サイドから．全自病協雑誌：66-69，1993．
5) 先崎　章：精神分裂病合併例への対応．総合リハ，28：1015-1020，2000．
6) 仙波浩幸：精神疾患患者への理学療法の関わり．理学療法，20：1115-1122，2003．
7) 仙波浩幸：精神障害者のとらえ方と理学療法アプローチの効果．PTジャーナル，39：947-955，2005．
8) Geoffrey G. Lloyd, Elspeth Guthrie：Handbook of Liaison Psychiatry. Cambridge University Press, 2007.
9) 先崎　章：精神医学・心理学的対応リハビリテーション．医歯薬出版，2011．
10) 仙波浩幸：身体合併症例の理学療法．PTジャーナル，47（2）：109-117，2013．

（仙波浩幸）

索引

あ
アルツハイマー病　103

い
異食　135, 136
痛み　51, 86
　——と苦悩を聞き出す会話テクニック　52, 53
　——の心理学的捉え方　51
　——の評価　52
易怒性　108
易疲労性　108
意欲・発動性の低下　108

う
うつ病　16, 82, 131
　——の診断基準　16
運動器疾患　85
運動器・スポーツ領域　85

え
エビデンス　40

か
過食　137, 139
家族　29, 78
がん　63
　——悪液質　63
　——性疼痛　63
観察法　9
感情と理学療法　48
関節リウマチ　75
緩和ケア　66

き
記憶障害　107
器質性精神障害　107
希死念慮　61
逆転移　48
拒食　137, 139

け
傾聴　27
血管性認知症　103
研究　40

こ
高次脳機能障害　107
行動観察　31
行動変容のステージ　119
行動療法　12
高齢者の閉じこもり　83
コーチング　69
コーピングスキル　69
呼吸器疾患　92
コミュニケーションスキル　24, 25

さ
在宅生活者　80

し
自殺対策　114
自殺念慮　61
障害受容　99
小児　97
神経難病患者　68
心疾患　90
　——によく用いられる心理・精神尺度　91
心理　8
　——学的アセスメント　8
　——学的理学療法　23
　——検査　9
　——・精神領域の理学療法　20
　——領域の理学療法　142

す
遂行機能障害　109
すくみ足解除に有効な移動方法　71
ストレス　115
　——関連疾患　117
　——コーピング　88
　——マネジメント　69
スポーツ疾患　88

せ
性格検査　10
生活習慣　118
　——病　113, 115, 117
精神科における理学療法　30
精神科における理学療法士の役割　32
精神機能　15
精神疾患患者の生活習慣　113
精神障がい者スポーツの推進　21
精神障害の成因　14
精神症状評価尺度　32
精神分析的心理療法　11
世界理学療法連盟サブグループメンタルヘルス（IOPTMH）設立の目的　147
接遇　25

摂食障害　135
全人的苦痛　63

そ

卒後教育の展望　144
卒前教育の展望　143

た

大うつ病エピソードの診断基準　32
脱抑制　108
知能検査　9

ち

注意障害　108

て

転移　48

と

統合失調症　16，124
　——の診断基準　32

な

内部障害　90

に

乳児期に用いられる主な発達・知能検査　98
認知行動療法　52，54，93
認知症　16，82，102
　——高齢者ケアの原則　83
　——の基準　103

の

脳性麻痺　99

脳卒中　58
　——後うつ病　61，62

は

パーキンソン病　68，70，109
　——の非運動症状　71

ひ

病識の欠如　109

ほ

北欧におけるメンタルヘルスケア対象者への理学療法　36

ま

慢性疼痛　86

み

水中毒　136

め

メタボリックシンドローム　115，117
面接法　9
メンタルヘルスケア対象者への理学療法　36

ら

来談者中心療法　11

り

理学療法学教育課程におけるメンタルヘルスケア　41
理学療法の定義　19
臨床心理学　8
臨床心理面接　11

B

BBAT（Basic Body Awareness Therapy）　38
BODE index　95

C

COPD患者によく用いられる心理精神尺度　94

F

FSS（Fatigue severity scale）　73

I

IOPTMH（International Organization of Physical Therapy in Mental Health）　42，43，146

N

NMSSPD（Non-motor symptoms scale for Parkinson's disease）　72
NPMP（Norwegian Psychomotor Physiotherapy）　38

P

PMT（Psycho-Motor-Therapy in Belgium）　39

心理・精神領域の理学療法
はじめの一歩　　　　　　　　　　　　　　ISBN 978-4-263-21420-6

2013年 4月20日　第1版第1刷発行
2019年 3月10日　第1版第2刷発行

　　　　　　　　　　　　　　　編　著　奈良　　勲・富樫誠二
　　　　　　　　　　　　　　　　　　　仙波浩幸・山本大誠
　　　　　　　　　　　　　　　発行者　白　石　泰　夫
　　　　　　　　　　　　発行所　医歯薬出版株式会社
　　　　　　　　　　　　　　〒113-8612　東京都文京区本駒込1-7-10
　　　　　　　　　　　　　　TEL.（03）5395-7628（編集）・7616（販売）
　　　　　　　　　　　　　　FAX.（03）5395-7609（編集）・8563（販売）
　　　　　　　　　　　　　　https://www.ishiyaku.co.jp/
　　　　　　　　　　　　　　郵便振替番号 00190-5-13816

乱丁，落丁の際はお取り替えいたします　　　印刷・木元省美堂／製本・榎本製本
　　　　　　　　　　Ⓒ Ishiyaku Publishers, Inc., 2013. Printed in Japan

本書の複製権・翻訳権・翻案権・上映権・譲渡権・貸与権・公衆送信権（送信可能化権を含む）・口述権は，医歯薬出版㈱が保有します．
本書を無断で複製する行為（コピー，スキャン，デジタルデータ化など）は，「私的使用のための複製」などの著作権法上の限られた例外を除き禁じられています．また私的使用に該当する場合であっても，請負業者等の第三者に依頼し上記の行為を行うことは違法となります．

JCOPY ＜出版者著作権管理機構　委託出版物＞
本書をコピーやスキャン等により複製される場合は，そのつど事前に出版者著作権管理機構（電話 03-5244-5088，FAX 03-5244-5089，e-mail：info@jcopy.or.jp）の許諾を得てください．

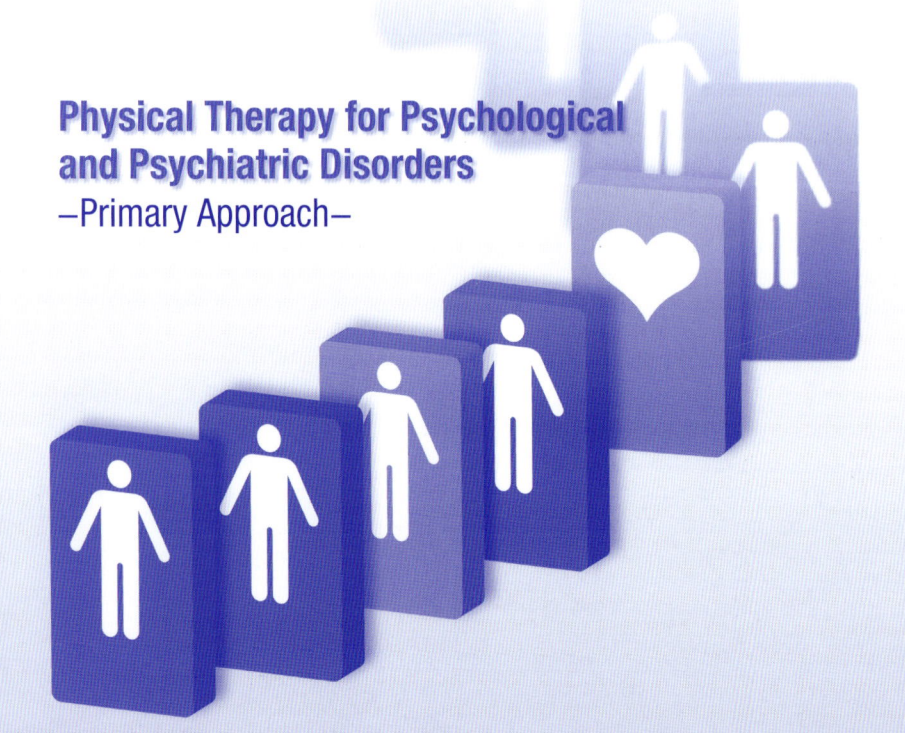

**Physical Therapy for Psychological
and Psychiatric Disorders**
—Primary Approach—